U0121305

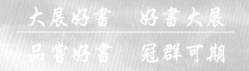

大展好書　好書大展
品嘗好書　冠群可期

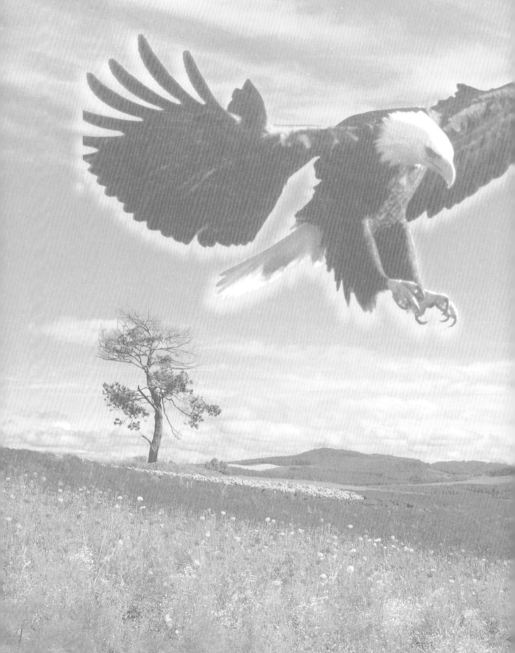

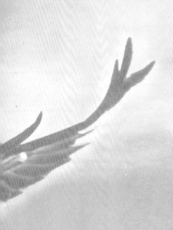

大展好書　好書大展
品嘗好書　冠群可期

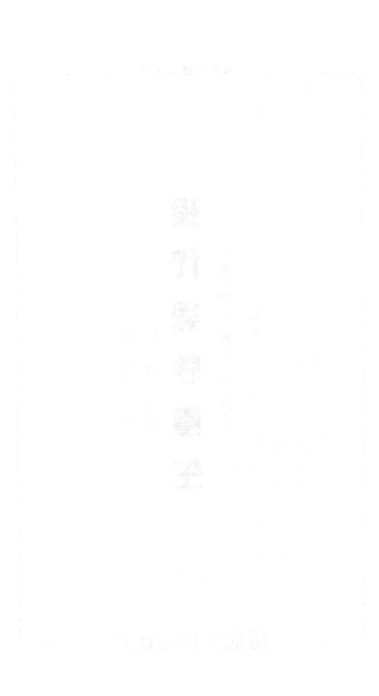

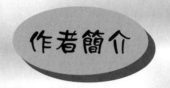

劉　青

著名生活書策劃人，成功策劃和主編健康養生保健類圖書若干，如：《我的健康管理》、《中老年人健康必讀書》、《中老人飲食必讀書》等養生保健類圖書。

作者博客：http://blog.sina.com.cn/qingyulan
郵箱：liuqingxy@163.com

周　泉

上海中醫藥大學附屬龍華醫院、上海中醫藥大學脊柱病研究所註冊中醫師，上海中醫藥大學博士，曾到香港大學、美國羅切斯特大學訪問研究，目前承擔國家自然基金青年基金1項，參加國家傑出青年科學基金、國家自然科學基金重點項目、上海市醫學重點學科等部級以上課題6項。參與完成國家自然科學基金項目2項，部市級課題4項，

獲得中華中醫藥科技進步獎一等獎、上海科技進步獎二等獎、上海市醫學科技進步獎二等獎各1項（參加者），發表論文17篇，SCI收錄2篇。擔任全國高等中醫院校骨傷教育委員會實驗骨傷科學學科委員會常委。目前在美國做專業性研究。

目　錄

第一章

男性身體面面觀

　　當下，對男性身體十分瞭解的人並不多。而事實上，不管是男性還是女性，都有必要對男性的身體進行瞭解。這不僅關係到男性的健康，還關係到全家人的幸福！從古至今，人類已經過去了好幾萬年，有太多的人對自己的身體不瞭解。男性應該從認識自己的身體開始，做好物質和精神上的準備，並用這些知識來豐富自己。

男性身體圖示

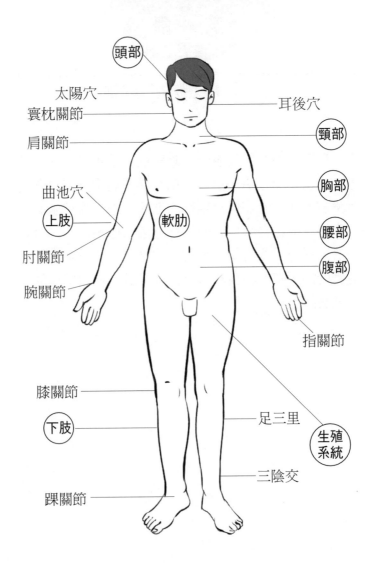

頭部

太陽穴

寰枕關節

肩關節

曲池穴

上肢

肘關節

腕關節

膝關節

下肢

踝關節

耳後穴

頸部

胸部

腰部

腹部

軟肋

指關節

足三里

生殖系統

三陰交

男性衰老的標誌

誰說衰老是女性最怕？其實，男性也是很怕衰老的，只是男性往往以堅強示眾，從來不提衰老事宜。中醫指出，男性的衰老也會隨時間和經歷的增多而顯現出來，一般體現在以下幾個方面：

視力逐漸減弱

當然這個說法要首先排除眼睛本身有問題。除了這個因素之外，眼睛的問題往往預示著血管方面出現病症，血管病症會使血液循環受到影響，引起視神經代謝障礙，造成視力減退。

脫髮的出現

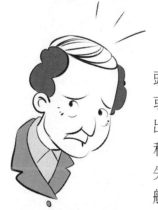

很多男性到一定年齡後會發現頭髮開始脫落了，而在事業高峰期或精神、心理壓力過大的時候更易出現。頭髮的脫落一般是因為精神和心理壓力過大，從而導致內分泌失調、血液循環紊亂。這種情況一般都會使頭髮越來夜稀疏。

聽力開始下降

耳聽神經的血液循環不好，就會導致聽力逐漸下降。

另外，城市的噪音大，有些青少年又酷愛戴著隨身聽，此時可能對聽力的損害程度感覺不明顯，但過了30歲左右就能明顯感受到聽力下降的危害。

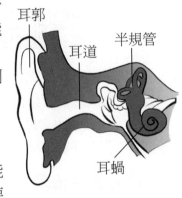

耳郭

半規管

耳道

耳蝸

性衝動減少

男性隨著年齡的增加，性能力會逐漸下降，而這種狀況主要來自心理、生理等兩個方面。心理上的審美疲勞、精神壓力過大，生理上的雄激素水準下降、血液循環不暢，都會導致勃起障礙。

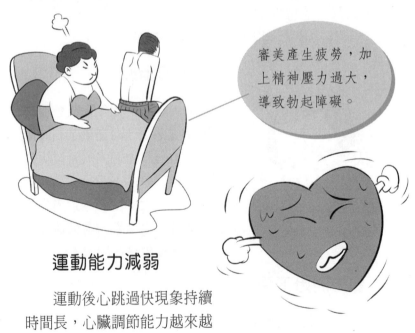

審美產生疲勞，加上精神壓力過大，導致勃起障礙。

運動能力減弱

運動後心跳過快現象持續時間長，心臟調節能力越來越

低，這說明心臟本身的儲備能力已下降。這是心臟肌肉老化、彈性減弱造成的，它與血管健康狀況不良有關。

開始氣喘吁吁

很多男性發現原來身體很好，現在卻連上樓梯、跑步等簡單的小運動都開始氣喘吁吁。其實這種現象就是肺功能開始下降的表現。研究表明，若不進行科學鍛鍊，人在20歲後肺功能就開始減弱。

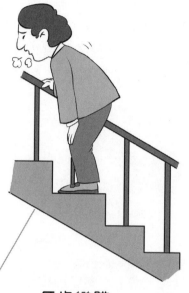

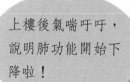

上樓後氣喘吁吁，說明肺功能開始下降啦！

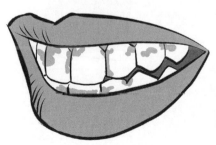

牙齒變髒

男性30歲以後牙齒容易變髒，與不注意口腔衛生有關。如果刷牙姿勢不正確，刷牙不徹底，牙齦就會逐漸萎縮，牙縫變寬，牙結石增多並沉積在牙縫和牙齦周圍，牙菌斑變得活躍，口腔衛生變得惡劣。因此，應該將早晚刷牙改為每頓飯後以正確姿勢刷牙。

容易疲倦

男性在工作或生活中若總是精力不濟，無精打采，可能是心理壓力過大或內分泌發生改變所造成。這說明雄激素水準已下降。

工作中無精打采、容易疲倦，說明雄激素水準已下降。

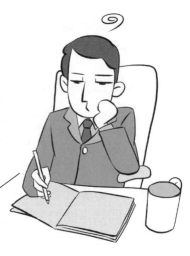

專家寄語

許多人都害怕衰老，其實做一些簡單的小動作就能抵禦衰老，男性朋友不妨嘗試一下！

1. **搓手**：雙手先對搓手背50次，然後再對搓手掌50次。可以調節大腦和全身的興奮樞紐，增加雙手的靈活性、抗寒性，延緩雙手的衰老。

2. **搓額**：左右手輪流上下搓額頭50次，可以清醒大腦，延緩皺紋產生。

3. **搓鼻**：用雙手食指搓鼻樑的兩側。可以使鼻腔暢通，防治鼻炎。

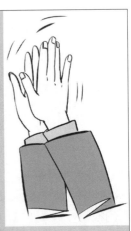

4. 搓耳：用手掌來回搓耳朵50次，由刺激耳朵上的穴位來促進全身的健康，並可以增強聽力。

5. 搓胸：先左手後右手在兩肋中間「胸腺」穴位輪流各搓50次，經常搓胸能起到安撫心臟的作用。

6. 搓腹：先左手後右手地輪流搓腹部各50次，可促進消化、防止積食和便秘。

7. 搓腰：左右手掌在腰部各搓50次，可補腎壯腰和加固元氣，還可以防治腰酸。

8. 搓足：先用左手搓右足底50次，再用右手搓左足底50次。可以促進血液循環，刺激和增強內分泌系統功能，加強人體的免疫力，並可增加足部的抗寒性。

精者，身之本

日常生活中，我們經常看到相同年齡的男性看上去似乎年齡相差很多。這種表面上看起來不相同的年齡感，其實是和其衰老進程有關係的。一般而言，男性衰老的早與遲，與其發育成熟的早遲有關。發育快、成熟早者，其衰老較早；反之，發育較慢、成熟遲者，衰老又較遲。

中醫認為，腎主閉藏精氣，為元氣之根，腎之精氣既促進人體的生長發育，又促進生殖之精的化生。男子在衰老

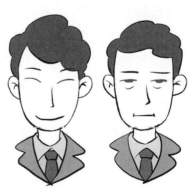

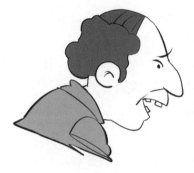

過程中多表現於腎之精氣先虧。由於腎藏之精氣與人的性機能、生殖能力有關，並能主骨生髓，堅齒榮髮，因此，當男性進入50歲以後腎氣開始衰退時，就可能出現衰老徵象，如頭髮脫落，甚則謝頂，鬢髮斑白，牙齒鬆動，性慾不如青壯年時期旺盛等。男性為陽剛之體，好動多勞，故多耗腎中之氣而致腎的精氣易虧。

專家指出，男性精液藏於精室，實乃腎精所化生，貴充盈而不宜妄泄。男性「陽道易興，精關難固」，稍失於節制，極易耗損腎中精氣。對於男性來講，精者身之本，為性命之根，在一定程度上決定了人的天壽長短。經調查統計，女性平均壽命要比男性長8歲左右。從中醫學角度來分析，男性腎中精氣易虧是壽命短於女性的主要因素。其原因主要有：

1.男性乃陽剛之體，臟腑功能旺盛，自然消耗較大。

2.勞動強度大，家庭、婚姻、事業、社會等對男性的心理壓力大。

3.許多包含物理、化學、生物等有害因素的工作大部分由男性承擔，那些有害有毒物質易損傷腎之精氣，由於職業、環境、社會以及稟賦等方面的原因，某些疾病的患病率男性高於女性。

4.男性不良嗜好較女性為多，如吸菸、酗酒、嗜飲濃茶等。

5.性生活中，男施女受，男子消耗的體力、能量大大

超過女性，因而腎中精氣的耗損遠較女性為多。

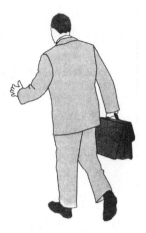

正是因為以上因素的存在，使男性身體很容易耗損腎中精氣。中醫認為，腎中精氣的盛衰有其自身的規律，但仍可以透過攝生養老防病的辦法延緩腎中精氣的衰退。

男性養生還應針對易引起腎中精氣虧損的各種原因，取綜合養生之道，防止早衰；同時可根據身體情況進行藥食調養、氣功導引等益腎強精，延緩衰老。

專家寄語

由於男性腎中精氣易虧，因此，不能等待衰老徵兆出現後才開始調攝，而應當防微杜漸，未老先防。從青壯年時期就開始就當注意調養，到腎氣自然始衰之期，更應當重視攝養之法。當衰老徵象始現時，除加強保健攝養外，還應根據不同體質選用相應藥物，以補益腎中精氣。

男性健康講平衡

我們這裏說的平衡包括營養平衡和心態平衡，營養平衡可以使男性擁有一個健康的身體，而心態的平衡則能給

男性更多的動力，以更好的姿態工作和生活！這都是不可或缺的，也是中醫養生的關鍵！

營養平衡利於長壽

根據聯合國統計委員會的最新資料，發達國家和地區人口的平均預期壽命為76歲，而其之所以壽命長的因素就是注意了營養的平衡。相關專家還認為，平衡營養要從平衡膳食做起。

對於平衡膳食，中醫建議：平衡膳食就是各種食物都要吃，而且吃的量要合適，要達到一個平衡，使營養符合人體的需要。中國營養學會制定了《中國居民平衡膳食指南》，內容表明各種食物呈現為寶塔形，告訴我們每天應該吃多少東西。塔底是量最多的，是糧食，即澱粉類，應以主食為主，不能不吃糧食，沒有能量我們不能活。

同時，膳食寶塔中蔬菜和水果也是佔有相當比例的，它們是供給人體維生素和微量元素的。建議每天吃蔬菜400～500克，而且一半以上必須是有顏色的蔬菜；另外應每天吃水果100～200克。

除了以上重要的膳食及所提供的營養之外，以下也是男性養生不可缺少的：

● **動物性食物**

包括各種牲畜、家禽的肉類，加起來應每天攝取50～100克；或攝取魚蝦類50～100克。

● **藻類食物**

為了保證碘的攝入量，可以多吃點海產品，如海帶、紫菜之類，其含碘量都很高。

● **蛋類**

應天每吃20～50克，肥胖男性怕膽固醇過高，可適量減少攝入。

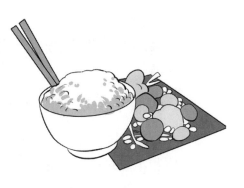

● **奶及乳製品**

目前這些乳製品的供應還是比較充足的，可以堅持每天吃100～200克。

● **豆類和豆製品**

一般每天50～100克就可以了，也可以多吃些豆類及其製品，它們同動物性食物一樣主要供給優質蛋白質。

● **油　脂**

包括烹調油、植物油，不包括動物性食物本身含有的，應每天攝入25克左右。當然也不是說每天都要計算著吃，而是要達到一個平衡的數量，心中要有數，達到這個平衡數，不要想如何吃就吃。

● **雜　糧**

每天適量地吃點粗糧或雜糧，對提高人體免疫力很有幫助。

● **動物肝臟**

許多人不敢吃，其實這是營養成份很豐富食物，內含維生素A、鐵等，缺點是膽固醇含量比較高，但比蛋黃低多了（每100克蛋黃含800多微克的膽固醇）。每一星期吃一次也可以，因為每50克肝臟就含有好幾千微克維生素A，而人每天只需800微克，那麼只吃一點就滿足需要了。

●鹽和酒

每天攝入不要超過6克。少吃鹹，少飲酒，要飲也要飲低度酒。

心態平衡是健康人生的保證

中醫認為，良好的心態是健康人生的保證，保持一顆健康和年輕的心，能使我們更懂得寬容和享受快樂，這是人類長壽的基本保證。男性天生有一種爭強好鬥的心理，這種心理往往影響男性的心態平衡。還有些中老年男性，認為自己年紀大了，一切都不行了，顯得很消極。常表現為失落、孤獨、悲觀、猜疑，遇到不順心的事物就悶悶不樂，甚至憤怒，睡眠不佳，茶飯不思，免疫力下降，以至於老年性疾病加重，重者患抑鬱症等，給家人、社會帶來沉重的包袱。

在心理和健康及疾病的關係研究中，專家們發現：人的心理狀態和情緒是很複雜的，不同的心理變化可對身體產生不同的影響。專家們把人的心理狀態分為四個層次：

亂想—有我—自發想—存信息

少想—有私—自製想—少存信息

定向想—有理—自主想—消除信息

自然想—空—自然想—無信息

下面對以上四個層次的內容進行詳細解說：

●亂　想

此層次的人在面對事物時，總是站在自己的角度，以「我」為中心，以自身利益或「我認為對」的觀點衡量評判一切，於是會不由自主地亂想。

亂想的人在很多事物面前難以想開，經常會出現急、氣、恨、怕等心情波動，因而破壞人體自然的場，造成了免疫力和抵抗力的下降，結果是存留病源而導致患病。

● 少　想

此層次的人發現自己的主觀願望不能實現時，為使身體少患病，對那些想不開的人或事有意回避、少想或不想，減少了心理對身體的破壞，以達到少患病、不患病的目的。

● 定向想

此層次的人一般懂得心情與身體的作用關係，為使自身不患病，對人、對事主動要找到想開的理由。

事物的發展是不以人們的主觀意識為轉移的。在現實生活中，人們很難不去想，但是想不通的時候，學習掌握一套想開的理論和方法，可使人們消除負面信息，達到防病治病的目的。定向想是心平健康學應用比較廣泛、可以防病治病的實用方法，自主想可由消存信息以祛病。

● 自然想

自然想是在不存信息狀態下的生活，是一種無為而無不為的心理狀態。此層次人的心理思維合於自然的變化，活得瀟灑自然，所以很少生病或不生病。

✚ 專家寄語

不管是飲食還是心態，自然平衡都是健康最需要的狀態。自然平衡法是站在更高的角度，用辯證的觀點、積極的心態看到事物發展的必然結果和事物之間的平衡關係，找到自己在事物中的位置，達到心理的自然平衡。平靜地反思引起自己不平心情的事物，使

身心回復自然，達到心態平衡、身體康復，使人活得更輕鬆瀟灑。隨著心平健康學不斷地揭示出更多疾病心理因素的奧秘，它將會給現代醫學注入新的活力，同時也為更多的追尋健康的人們提供一種有效的自我心理調整、自我袪除疾病的保健方法，也為正在同疾病抗爭的人們帶來新的曙光。

男性養生基本原則

從生理角度分析，男性往往比女性面臨更多的難題，比如男性的受精卵沒有女性受精卵易於成活，男性比女性生活壓力更大一些等。同時，由於遺傳的因素，男性胎兒存在於子宮中時，要經過比女性胎兒更為複雜的轉化過程，所以，男性胎兒的自然流產率高於女性胎兒。在出生後第一個月中，男嬰的死亡率比女嬰高30％，男嬰殘疾、畸型率也比女嬰多33％。由此可見，男性的先天條件並不比女性優越，男性並不是天生強健的。

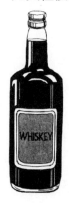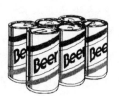

而生活中的男性往往以健壯的男子漢自居，以擁有先天較女性為優的身體條件而盲目樂觀，因而不珍惜保養自己的身體。更令人擔憂的是，不少非健康男性拖著病態的身體，卻渾然不覺，我行我素，依然酗酒、嗜菸、暴飲暴食、通宵玩牌，自殘其身，以妄為常。中醫認為，男性不應以這種心態

自居，而應對自身加強瞭解，學習一些科學的知識和養生的方法，這不僅有益於自己，也有益於家庭和社會。

健康專家提出了男性符合健康條件的「四快」原則，即：吃得快、便得快、睡得快、說得快。也就是說，男性的食慾好，消化能力好，思維敏捷，反映能力強，神經系統功能好，基本可以反映出其身體是健康的。基於以上觀點，中醫給出了如下的解釋：

胃腸無疾才能吃得香、便得快

食慾好，說明胃腸激素和消化液的分泌很充分，進食的食物消化也可以很完全。但是，也並不是說所有的吃得快的男性都是健康的。

我們在此說的「食慾好」，只是說一種好的胃口，而不是說習慣。相反，如果吃得快只是一種飲食習慣，則很可能給進食者帶來健康隱患。因為這種進食方法會使腸胃還沒有反應過來的情況下接受食物，不容易消化。而在進食方法上，中醫還是講究細嚼慢嚥這種進食方式。

說到「便得快」，我們會很容易想到其反義詞，那就是「便秘」。中醫認為「便得快」的人腸神經系統，特別是直腸反射正常，不易患胃腸器質性疾病。另外，「便得快」則腸內容物在腸腔內存留時間短，糞便中有害物質的吸收減少，因此，「便得快」的人相對會比較健康。

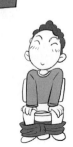

精力充沛無疾病則睡得香、反應快

　　世界衛生組織規定的衡量男性健康的標準中，第一條就是：有充沛的精力，能從容不迫地擔負日常生活和繁重工作，而且不感到過分緊張與疲勞。中醫認為，機體疾病的產生往往不是孤立的，它與精神因素密切相關，二者會相伴而來。而睡眠好、反應快，恰恰是衡量中樞神經系統功能的一個重要指標，能說明人的精神狀況基本良好。

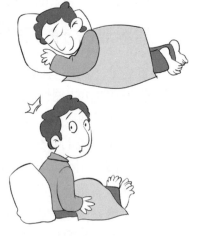

　　如今，越來越多的人存在不同程度的失眠，其實是因為情志因素所致，常由心病造成失眠。而嚴重失眠又會導致機體抵抗力下降、頭暈乏力等一系列不良反應。

專家寄語

　　除了先天性的健康之外，中醫認為男性的耐受力和抗病力也比女性差。男性不及女性耐寒、耐饑、耐疲勞、耐受精神壓力。男人在工作中遇到阻力時，往往心跳加快，血壓升高，腎上腺分泌增加，而女性卻少有這類反應，因而男性的心血管疾病的發病率高於女性。女性有雙重的免疫基因，有雙倍於男性的免疫物質，因而許多疾病女性少發，而男性多發，且病死

率也高。根據相關專家的統計，有30多種疾病，如心臟病、糖尿病、血友病、胃潰瘍、色盲、禿頂、癬瘡等，都是男性多發。

影響男性健康的基本因素

嚴格來說，健康是一個很專業的問題，而這種專業性問題卻不是用一兩句簡單的話能概括的。在人類解決了溫飽問題之後，健康就被提上了日程。

所謂健康的身體並不是說沒有疾病，也不是說肌膚有損就是不健康了。中醫認為決定健康的因素主要有四個方面，如果我們按照總分100分來計算的話，大體是如下分佈的：

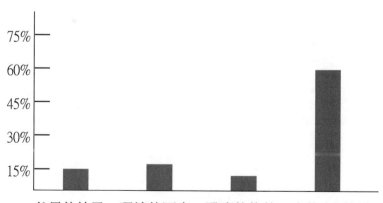

父母的給予

即父母的遺傳。此項分值是 15 分，只占總分的六分之一，看來遺傳帶來的影響較少。

環境的因素

這包括社會環境，還有自然環境。近年來我們可能經常聽到環境污染帶來的影響，而環境對健康來說是很重要的。但此項分值僅為 17 分，所占比例也不是特別大。

醫療的條件

過去有些疾病，由於我們醫療水準不高，本來能治，但是卻治不好。現在醫療水準提高了，醫療的條件也好了，此項占 8 分。

人的生活行為

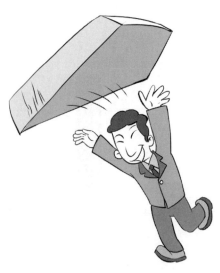

生活方式和生活行為占60分！這也就是說，我們的健康主要還掌握在自己手中。以前男性健康日提倡關注生殖的健康，而現在我們提倡「樹立大健康觀念」，就是要整體健康，這是很重要的。生活方式占我們健康中大部分的比例，所以健康的鑰匙掌握在自己手中。

專家寄語

長期的壓力可以造成緊張性頭疼，注意力不集中，甚至耳鳴、胸悶、心慌等。長期壓力大可能得胃痙攣，對於我們生殖健康來說，長期的壓力可以造成生殖能力下降，甚至可能造成陽痿、前列腺炎，易引起前列腺疾病。減輕生活的壓力，保持心情舒暢，對於男性養生很重要。首先，要進行勞逸結合，在工作的同時享受生活。壓力是無形的一塊石頭，如何把這塊石頭扔掉，關鍵還是靠自身努力。

男性中醫養生細節說

有人說細節決定健康，男性養生也是講究細節的。中醫認為，男性養生的細節應從早晨開始：

起床要選最佳時機

俗話說「早睡早起」，但中醫認為起床過早者更易與高血壓、中風等心腦血管疾病結緣。英國研究人員認為，過早（如清晨 5 點 22 分到早晨 6 點 21 分）起床，人體血液中可能引起心臟病的物質會增加，因而提出 7 點半為起床最

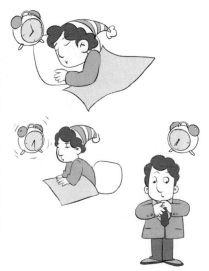

佳時間。

中醫建議,早晨醒來後先打開臺燈,再躺 5 分鐘,活動一下四肢和頭部,然後緩慢起床,切忌動作過急過猛,否則會導致血壓突然變化,中老年男性尤應注意。

大便講究方法

從人體生理角度來看,排便與進食一樣,都是與生俱來的本能。遺憾的是出於種種原因,能正確排便者卻是少之又少。正確的排便方法應包括以下幾個要點:

1. 每天大便掌握在 1 ～ 2 次。排便時用力最小、持續時間最短、排出通暢、便後有輕鬆感為最佳。

2. 早餐前後是大便的最佳時間,因為符合人體的生理規律。比如食物的刺激可加速胃腸蠕動,這種胃腸反射性的蠕動容易產生便意感,故早餐後 20 分鐘左右排便最適宜。另外,早晨起床後的直立也可引起結腸運動,故不少人起床後就要上廁所,對肛門保健和增強體質有一定意義。

3. 按照大便過程的規律性進行排便,即在前一個排便動作完成後安靜休息一會,待糞便從直腸上部下移產生第二次排便感時,再作第二個排便動作,慢慢增加力度,順勢排出糞塊。不要在兩次排便動作的間歇期間過分用力強行排便,否則容易造成肛門損傷、鬆弛或直腸脫出等不良後果。

4. 宜速戰速決。實際排便動作所需時間極短,每一個排便動作只有幾秒鐘,2 ～ 3 個排便動作的時間加起來也不過1分鐘左右。如果蹲廁時間超過三分鐘仍無便意感,就

應結束排便動作。蹲廁過久容易誘發痔瘡。

小便注重方式

中醫認為，男性如果能像女性那樣取蹲位小便，可以少受癌症之害。因為蹲位排尿可引起一系列肌肉運動及其相關

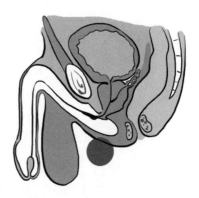

反射，加速腸內廢物清除，縮短糞便在腸道內的停留時間，使硫化氫、吲哚等致癌物的重吸收減少，從而保護腸黏膜少受致癌物的毒害。調查資料表明，下蹲排尿男性的患癌率較站立排尿者降低 40 ％，這也是習慣取蹲位排尿的印度男子腸癌發病率低的奧秘之一。

其次，要注意小便間歇時間。主張每隔 1 小時排一次，不管有無尿意。美國國立身體中毒研究所的專家為此做了解釋：膀胱患癌的可能性和尿液在膀胱中滯留的時間成正比。

原來尿液中有一種可以致癌的化學物質，此種物質可侵害膀胱的肌肉纖維，破壞其細胞，促發其癌變。研究人員將每小時排出的尿液和相隔 2 ～ 3 小時排出的尿液相比較，後者所含的致癌物相當多，所以建議每小時排尿 1 次，可有效減少膀胱生癌的危險。

最後，解完小便後，可用手指在陰囊與肛門之間的會陰部位擠壓一下。這樣不僅能排出殘餘尿，而且對患有前列腺炎的人頗有好處。

呼吸講究技巧

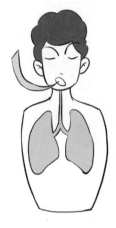

中醫認為,大多數男性的呼吸都不及格,表現為呼吸過於短促,往往在吸入的新鮮空氣尚未深入肺葉下端時就匆匆地呼氣了;同時,習慣於這種「短暫呼吸」的人,大多是長期坐班的「白領階層」──當他們正襟危坐時,胸腔受到壓迫,呼吸往往只是依靠上肺,致使橫膈的活動度太小。

正確呼吸的關鍵是要心平氣和,讓吸入的氧氣深入到肺葉的所有角落,呼氣的時間應掌握在吸氣時間的 2 倍左右,儘量用鼻來呼吸,少去勞駕嘴巴。

研究人員指出,一旦你改變了錯誤的呼吸方式,許多常見疾病如哮喘、支氣管炎、高血壓、心臟病、頭痛病等,都會有一定程度的減輕,甚至對一些無藥可治的疾病,如各種過敏反應等,也會取得一定的療效。

坐相要有學問

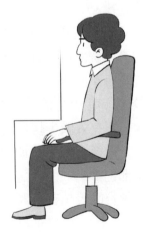

俗語云「站有站相,坐有坐相」。正確的坐相是:坐在有靠背的木椅上,髖部、膝部屈曲 90 度,腰椎和靠背之間盡可能靠緊,不留空隙。一般坐 1 ~ 2 個小時,應站起活動一下腰部。

堅持正確的坐相，對於脊柱尤其是腰椎健康非常重要。道理很簡單，在站、坐、躺等三種姿勢中，最不利於腰椎健康的就是坐，錯誤坐姿加上過度工作，會大大增加腰椎屈曲的程度與時間。有人做過統計，腰椎屈曲的頻度一天中最高的可達 3000 ～ 5000 次。這種過多的、反覆的屈曲是造成腰椎病變最常見的病因，務必防範才是。

吃飯要科學

　　吃飯看似簡單，實則包含不少學問。首先要儘量細嚼，吃一口食物應咀嚼 20 ～ 30 次。以防癌為例，專家經由實驗觀察到，細嚼 30 秒能使致癌物質的毒性降低，如果按每咀嚼一次需 1 秒鐘計算，一口食物咀嚼 30 次後再吞咽，才能充分發揮唾液的抗癌功效。因此，一口食物在嘴裏至少要咀嚼 20 次，若能達到 30 次則最為理想。

　　其次，咀嚼要雙側進行，不可單側咀嚼，單側咀嚼可引起一側面部肌肉的緊張或肩膀酸痛，或使一側牙齒鬆動，導致面頰左右不對稱，甚至能引起顳下頜關節疾病。日本東京齒科大學的一個研究小組調查了 200 多人，發現

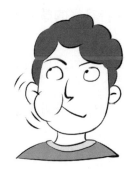
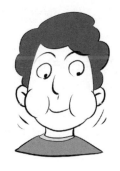

持續單側咀嚼，該側耳朵聽力降低。只用切牙咀嚼，聽高音的聽力會降低；只用磨牙咀嚼，對低音的聽力會降低。

運動分階段

健康的男人必須擁有硬朗的肌肉、良好的心肺功能及靈活的肢體。為此，不同年齡段應確立不同的運動主旨。

第一階段

20 ～ 30 歲，運動的主旨是鍛鍊肌肉。由肌肉鍛鍊積累常規體力，為以後的健康儲備「資源」。一般隔天做半小時，以舉重為主，務必使胸肌、肩肌、背肌、腹肌、腿肌等主要肌肉群都得到鍛鍊。外加 20 分鐘心血管鍛鍊，推薦項目有慢跑、游泳、騎自行車等。

第二階段

30 ～ 40 歲，主旨在於鍛鍊柔韌性，增強關節的韌性，多做伸展運動。一般方法是：仰臥，儘量將兩膝提拉到胸部，堅持 30 秒鐘；仰臥，兩腿分別上舉，儘量舉高，保持 30 秒鐘。另外，輔以肌肉鍛鍊與心血管鍛鍊，但強度應較 30 歲前低一些。

第三階段

40 歲以上，運動既要有利於保持良好的體形，還能預防常見的老年性疾病，如高血壓、心血管病等。每週至少運動兩次，包括半小時心血管鍛鍊與 15 分鐘肌肉鍛鍊，以健身器代替啞鈴。

推薦項目有俯臥撐、半下蹲、網球、滑雪、游泳、慢跑、高爾夫球、跳舞、散步等。

專家寄語

　　打哈欠看起來不雅，卻能幫助男性擁有良好而堅挺的性勃起功能。性學專家指出，打哈欠由深沉悠長的吸氣，能使更多氧氣進入肺部，促進血氧交換，有利於增強性功能。

男性不應忽視健康隱患

　　根據相關專業性媒體的報導，有些看上去強壯的男性，身體上卻存在不少健康隱患。比如一些看似不經意的小動作，卻在影響著男性的健康。中醫提出男性養生應從細節做起，不要讓細節隱患影響了男性的健康！

　　那麼，都有哪些健康隱患在威脅著男性的健康呢？

利用晚宴來減輕壓力

　　男性的工作和生活中存在不少壓力，因此，男性朋友傾向於夜生活來放鬆自己。諸如泡吧、K歌、夜宵等開始被男性推崇。其實，如此豐富的夜生活，使人不是吃得肚皮滾圓，就是喝得醉醺醺，導致的後果就是：前列腺

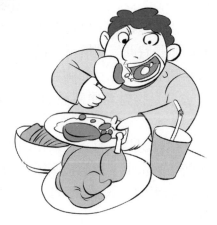

對酒精十分敏感,一旦遇到酒精的強烈刺激,局部毛細血管就迅速擴張、充血,使細胞發生水腫,易導致前列腺炎。而晚上吃得過多,營養物質容易滯留在肝臟,脂肪肝也會指日可待。

中醫認為,控制出席晚宴的頻率。如果已有輕微的前列腺炎,夜宴中喝白酒絕不能超過 50 毫升,對辛辣等刺激性的食物也要有所節制。

利用上廁所的時間「辦公」

有些男性工作繁忙,即使上廁所也會在想問題。有的男性蹲廁時看報是為了消遣,也為了節省時間,甚至有些男性還將文件和資料帶進了廁所,常常一坐就是很長時間,儼然像是在「辦公」。

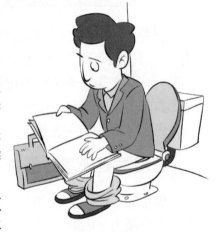

這樣導致的後果是:直腸靜脈長時間受到擠壓,很容易誘發痔瘡;且如廁看書報還會使排便意識受到抑制,失去了直腸對糞便刺激的敏感性,久而久之也會引起便秘。

中醫認為,有這種習慣的人平時要多吃一些含膳食纖維較多的水果;還應把廁所裏的書報收拾好,別讓自己拿起來那麼順手,最好可以把如廁的時間控制在 5 分鐘以內。

洗澡總是用力搓洗皮膚

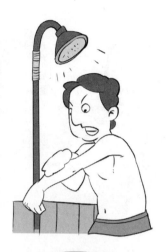

　　有些男性喜歡用肥皂洗臉，或者洗澡後總是頻繁地使勁揉搓皮膚，甚至認為這種做法是愛乾淨的好習慣。其實，這樣做的結果是：洗澡時粗暴地揉搓不僅會導致皮膚易老化、瘙癢，且會使皮膚的保護層皮質受損，很容易導致病菌乘虛而入，使人易患毛囊炎甚至癤腫。

　　中醫認為，為了男性的健康，最好準備好男士專用洗面乳，每天早晚各使用一次就好；浴室裏不要準備搓澡的專用工具，而只準備毛巾和柔軟的浴球即可。

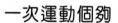

越使勁搓洗越容易誘發皮膚問題。

一次運動個夠

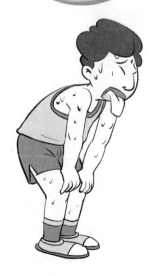

　　有些男性當自己好不容易擠出運動時間時，總是喜歡一次運動個夠。理由是：花錢租了場地，就要把時間用足了，這也是一種省錢的方式。其實，這種做法對健康是沒有什麼好處的，往往不是累得幾天不能動彈，就是扭傷了筋骨。因為剛開始鍛鍊時，人的肌肉、韌帶都處於僵硬狀態，一旦用力過猛，很

容易造成肌肉、韌帶拉傷。

中醫認為運動應有一定的規則，首先熱身運動不能省，運動量講究循序漸進。另外還要注意衣服、鞋子的選擇，運動後可對肌肉進行適當按摩。

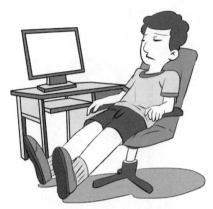

累了就一直休息

人的休息方式有很多，而如果感覺到累了適當休息是應該的，但是如果休息過度就不好了。如果你已經在電腦前忙了2個小時，那麼可以站起來活動活動。再次坐下時，可以做些提肛運動，收縮肛門肌，進行肌肉的鍛鍊。如果工作時間是從早上八點到晚上五點，那麼就抽出20分鐘或半小時的時間來，根據自身的情況和家庭條件制定出休息和運動計畫。

根本沒有時間鍛鍊

有些人身體很虛弱，但是工作又很忙，感覺每天都很累，對於回家後鍛鍊的說法很不支持。他們認為本來就很累了，哪裏有那麼多時間和精力啊？其實，一方面來說，本身工作節奏的加快會引起壓力增大，確實是這樣的。另一個方

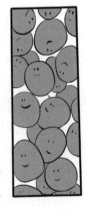
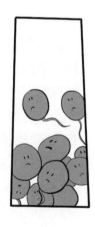

面，我們現在雖然吃得好了，生活水準改善了，但不等於我們的健康狀況就成正比，我們的抵抗能力需要進一步的加強。有專家指出，過去男性精子密度是每毫升 2 億個，現在是每毫升兩千萬到一億個，以驚人的速度在下降。為了我們和下一代的健康，男性朋友一定不能忽視鍛鍊。

專家寄語

　　中醫認為男性應養成良好的健康習慣，而健康的習慣首先要從健康的生活方式做起。健康的生活方式一般包括四個方面的內容：一是合理營養，在過去生活水準不高的情況下，缺少營養是不健康的，但是人們現在容易營養過剩，這也是不健康的，所以合理的營養對我們來說也很重要；二是防止以車代步，現在很多人家裏都有車，適當的運動是很重要的；三是沒有不良嗜好，長期酗酒、抽菸、久坐都是不良的嗜好；四是除了合理營養、適當的運動、沒有不良嗜好以外，我們還要心理健康。

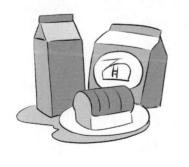

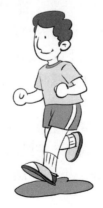

年輕男性養生貴在積蓄

　　健康如同一種積蓄，當男性年輕的時候卻很少注意到這種寶貴的健康財富，他們只是覺得自己還很年輕，精力旺盛，什麼都不在乎。而中醫認為，人的健康應像在銀行積蓄一樣，年輕的時候就要為自己的健康做好計畫，應從現在開始實行這個計畫。

　　20 多歲也許是一個男性覺得最有精力的時候，如同女性要從 20 來歲開始注意保養皮膚一樣，男性則應該從 20歲開始注重鍛鍊自己的身體。那麼，20多歲的男性往往會有什麼樣的身體狀況呢？

荷爾蒙混亂

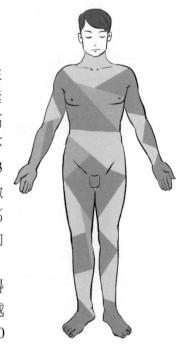

　　通常在18歲～25歲，男性體內的人體生長激素和睪丸激素會急遽增長，肌肉發育將達到高峰。可惜，此激素的分泌高峰不會持續很長時間。從22歲或23歲開始，男性體內的人體生長激素就會開始下降，以每10年2％～5％的速度遞減，男性的肌肉力量將逐步下降。

　　對於這種現象，男性應懂得趁著生長高峰，把肌肉鍛鍊得越結實越好；不然的話，到了40

歲就會覺得肌肉鬆弛，有氣
無力。

脆弱的膝蓋

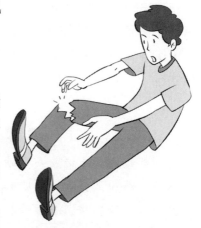

有關專家曾經調查過
1321名醫學院學生，發現年
輕時候膝蓋受過傷的人日後
患關節炎的概率是沒受過傷
的人的三倍。

對於年輕男性的膝蓋問
題，中醫認為，應保持腿筋的靈活。腿筋僵硬容易引起膝
蓋受傷。此外，最好減少跑步的運動量，每週至多不要超
過4次慢跑。可以選擇多打籃球，這樣可以增加關節軟骨
的靈活度和彈性。伸展訓練也有助於強壯軟骨。

避免發胖

耶魯大學最近一項研究顯示，人們普遍對肥胖人士存
在偏見，認為他們懶惰、愚蠢、沒有價值。事實證明，外

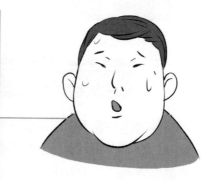

肥胖的外形雖然
未必不健康，但卻會
給肥胖人士的日常生
活帶來不少麻煩，而
且外形還會直接影響
求職和交友，尤其是
與異性交往。

形能直接影響求職就業和與異性交往。因此，對於年輕的男性，應懂得盡量控制自己的體重，選擇健康均衡的飲食，保持低熱量攝入和足量的各種蔬菜，少喝啤酒和碳酸類飲料。

專家寄語

年輕的男性鍛鍊一身結實的肌肉對健康是很有幫助的，特別是胸肌、臂肌和二頭肌，可以多做爆發力強的力量性動作，如槓鈴推舉。推薦鍛鍊套餐如下：跳蹲運動——槓鈴推舉——雙臂屈伸——舉腿——壓臂——抬膝（重複 20 次）。每個動作重複 6~8 次，整套動作每天做 2~3 次，每週做 2 天。跳蹲運動所用的槓鈴重量稍輕，其他動作加重。做跳蹲運動時越快越好，其他動作的頻率為向上 2 秒，向下 4 秒。

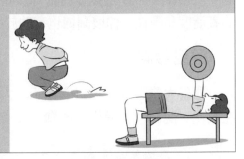

中年男性養生要點

有些男性一進入中年，就覺得自己老了。更有甚者有意或無意地把「中年」和「開始衰弱」畫上等號。再加上許多廣告都在宣傳「十男九虛」、「疲勞就是腎虛」、「腎虛就

要補腎」，使得不少疲於生計的中年人總覺得自己「虛」，因此越來越多的男性開始想著自己如何補才能更健壯。

中醫認為，隨著年齡的增長，由於生理、心理、社會等多方面的原因，男性身體的健康出現問題或不如以前是一種正常的現象，而這種現象多是心理壓力過大造成的，而不是很多男性認為的腎虧。

在中醫裏，「腎」的概念主要是從生理功能的角度來說的，它涵蓋了人體的生殖、泌尿、神經、骨骼等各個組織、器官，起著為生命活動提供「元氣」、「原動力」的作用。「虛」主要是功能低下、營養缺乏的結果。腎虛會表現出與腎相關的機能減退，比如反應慢、性功能低下、容易骨折、貧血、憋不住尿、腰腿發軟等，這些也都是中年人常見的症狀。但中年人出現上述症狀的原因多是因心理壓力過大造成的，而並非真正意義上的腎虛。因此這些患者是不需補腎治療的。

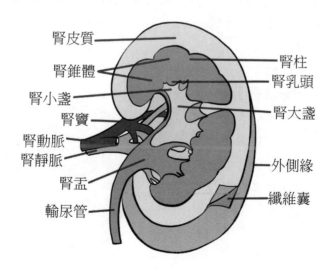

由此看來，其實很多男性都沒有必要專門去補腎，疲勞、年齡大都不是界定補腎的標準。如果本不需要補腎的人吃了補腎藥，不但對身體無益，還會破壞人體內各臟器的陰陽平衡，加重病情。因此，有人認為「人到中年脾胃不好也要補腎」的觀點是錯誤的。此外，腎虛也有「腎陰虛」和「腎陽虛」之分。如果該補「陰虛」的時候補了「陽虛」，反而會使病情加重。

專家寄語

　　對於腎臟的護理，關鍵有三點：首先，適宜的運動能改善體質，強壯筋骨，從而使腎氣得到鞏固；其次，性生活要適度，不可縱慾；另外，充足的睡眠也是恢復腎氣的重要保障。如果在日常生活中不注意保護腎氣，無論吃多少補腎的藥，效果也不會好。中醫常講「藥補不如食補」，我們常吃的食品中就有補腎的功能，比如，豬腰花、牡蠣、核桃。豬腰花和牡蠣含有大量的鋅，對補腎很有好處。當然，如果懷疑自己腎虛，還需要專家的最後確診方能開始藥補，這是最為保險的方法了。

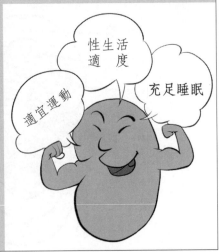

中醫給60歲男性的健康忠告

男性進入 60 歲，便開始出現一些健康困擾的小問題了。比如疾病的出現，衰老的到來等，此時的健康養生應從哪些細節做起呢？

中醫認為，60 歲是男性從中年向老年交替的關鍵時期，許多人在這個時期有一定的健康困擾是很正常的。然而也有一些人雖然進入了 60 歲，但是依然擁有 30 歲的心臟。這些人的身體狀況非常好，而且他們還擁有很不錯的保健意識，因此也成就了他們今天的健康。從中醫的角度來講，60 歲的男性養生應注意哪些問題呢？

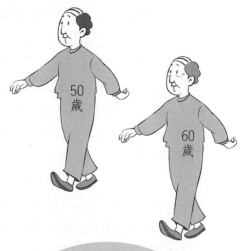

如果 50 歲時可以負重 10 公斤練習，那麼到 60 歲時應該使負重減到 8 公斤以下。

中醫給 60 歲男性如下健康忠告：

選擇合適的健身時間和方式

首先，健身不能只選一種方式，比如有些 60 歲男性喜歡爬樓梯，於是每天都爬，以為這樣可以很好的鍛鍊身體。中醫認為，60 歲的人應加強有氧鍛鍊，首推的鍛鍊項

目是快步走，因為快步走既能提高心肺功能，又很安全。快步走必須要達到一定的量才能管用，建議每週至少 3 次，隔天鍛鍊 1 次就可以，但每次必須要保證快走 30 分鐘以上。專家認為，適合 60 歲左右人群增強運動體適能的鍛鍊項目，除了快走以外，還可以是爬山、騎自行車等。不贊成 60 歲的人將爬樓梯作為常規的鍛鍊項目，因為經常做爬樓梯的單一動作，極有可能會損傷膝關節。

其次，在進行力量練習時，60 歲男性應注意和四、五十歲時的鍛鍊方式區別開來，如果以前能保持 10 公斤負重練習的話，那麼 60 歲時應減為 8 公斤以下。

同時，60 歲的人還應增加「運動體適能」練習，它是在運動、勞動及休閒活動中能夠預防自身意外傷害的能力。

60 歲男性的運動主要包括耐力、力量、柔韌度和體成分 4 項，其中的體成分主要是指脂肪含量不能超標，否則身體的靈活度就會受限。

給自己一個健康的內外環境

60 歲以上的人肺病發生率高達 14%，尤其是患慢性阻塞性肺氣腫的人越來越多。臨床藥物和手術治療是一種被動的治療方法，最有效的方法還是戒菸。其次是改善和避免生活、工作環境中的粉塵污染。另外，由於霧天也是慢性阻塞性肺氣腫發作的誘因，因此建議有晨練習慣的人在霧天暫時停止到戶外晨練。

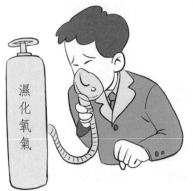

濕化氧氣

哮喘也是一種最常見的呼吸系統疾病，病發時最好讓病人吸入濕化氧氣，以緩解氣管過於乾燥的症狀。也可以嘗試讓患者吸入熱蒸汽，這樣患者會覺得舒適一些。

專家寄語

　　一般來說，預防老年癡呆應該從60歲前就開始。提倡老年癡呆早期治療，但是往往由於公眾缺乏這方面的知識，很多患者到醫院都已經是中晚期了，這時的治療效果遠遠比不上早期治療。但60歲前的治療效果也是有一定的侷限性，因此有必要把老年癡呆的治療時機再往前提一提，在記憶力下降和老年癡呆之間有一個階段是值得重視的，即輕度的認知障礙階段，這時的治療效果是最好的。

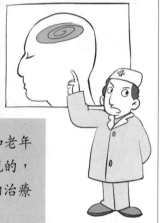

男性養生貼心提醒

　　有的男性性格粗獷，很容易忽略一些細節。而男性養生卻有很多地方需要注意，比如中醫認為一些突發性男性疾病，其實早期都是有所預示的。因此，在養生過程中，要隨時注意一些細節。

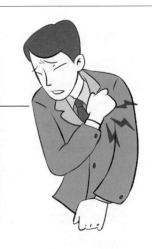

胸口疼痛並不是什麼大問題，很多男性都這樣認為。的確有時壓力大或心情不舒暢時，也會引起胸口疼痛。然而有時胸口疼痛還是一些疾病的先兆特徵，心如心臟類疾病。因此還是應該細心些，對經常性的疼痛，還是去醫院檢查一下爲好。

胸口痛

有些時候男性覺得胸口痛，會以為是最近壓力過大造成的，再或者是以為是正常現象。而中醫提醒廣大男性朋友，胸口痛可能是心臟病的早期症狀，最好去醫院檢查一下，也許什麼事都沒有，但確診後才使人放心。

睪丸癌

20歲～40歲的男性患腫瘤，睪丸癌是其中之一。如果發現及時，此病的治癒率達85％，否則治療起來相當困難。男性可以在溫水澡後皮膚變得柔軟時自己檢查，如果陰囊皮膚已失去彈性，睪丸腫大且有下墜感，應立即去醫院檢查。

做例行體檢

長期不去醫院，小病誤成大病，等到心臟病、腦溢

血等病發作時才不得不去醫
院，會貽誤最佳治療時機。故
每年例行體檢是非常必要的。

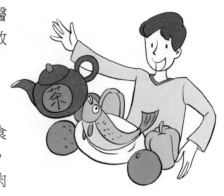

注意飲食

應適量多吃些清淡的食
物，多吃植物油少吃動物油，
平時多吃蒜和魚類，少吃肉
類，適量喝點紅葡萄酒，這些
做法能降低膽固醇含量。

不抽菸

如一時戒不了，應多吃胡蘿蔔、甜椒、蔥蒜、菠菜和
橙黃色的水果，多吃魚，經常喝茶，可以減輕香菸對身體
的損害。

保持一定的運動量

運動量太少會使人發胖。體重超標會對心臟造成很大
的負擔，關節也會變得不那麼靈活。因此，要經常散步，
最好能經常參加體育鍛鍊。

適量喝點紅葡
萄酒，也能降低體
內膽固醇含量。

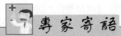
專家寄語

　　男性比較容易激動，加上生活中諸多的不注意，往往會出現高血壓的現象。高血壓對心臟造成威脅，往往是心臟病突發或腦溢血的起因，所以男性要經常量一下血壓，血壓較高的人要按醫囑吃藥，病情有所好轉也不應該立刻停藥。

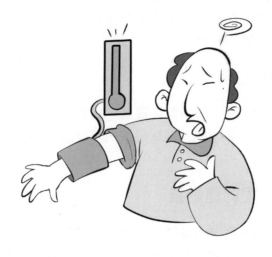

第二章

男性科學食療保健

　　據統計，男性10大死因中有4項與飲食有關，即癌症、腦血管疾病、心臟病和糖尿病。生活中，男性總是以強壯的姿態出現在人們面前，他們總以為自己的身體很健康，也不需要額外多關照些什麼。但是中醫卻認為，男性正是因為這種以「強」示眾的心理使他們很容易忽略自己的健康。而很多男性疾病都是從細微之處體現出來的。

　　中醫飲食養生提倡自然、有效和長久，男性的健康要由飲食來維護，需要我們瞭解男性所需要的營養素及不同季節、不同人群所需要的額外呵護，以及適合男性食用的食品等相關的知識，以實現健康養生的最終目標。

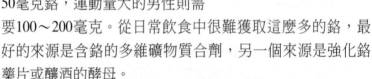
男性養生所需要的營養素

中醫認為，男性對營養成分的需要量要比女性多，這是因為一般男性的個頭要比女性高，而且肌肉也比女性多，消耗的能量自然也比女性多，營養成分的需要量也就變多了。那麼，男性需要哪些營養成分呢？

鉻

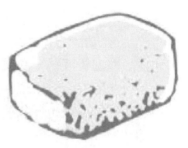

這種維持生命所必需的礦物質可以降低膽固醇含量，增加運動員的耐力，還可以使健美運動員增長肌肉、減少脂肪。

普通男性每天至少需要攝入50毫克鉻，運動量大的男性則需要100～200毫克。從日常飲食中很難獲取這麼多的鉻，最好的來源是含鉻的多維礦物質合劑，另一個來源是強化鉻藥片或釀酒的酵母。

纖維素

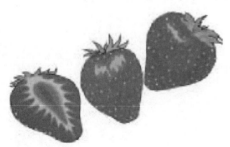

充足的纖維素有利於減少膽固醇和降低血壓，這是因為高纖維素含量的飲食減少結腸癌發病率（結腸癌在男性易患的癌症中位居第三），還可以控制糖尿病患者的含糖指數。

營養學家指出，2 個蘋果含纖維素14克，男性每日理想的攝入量是18～35克。含纖維素較多的食物還有全麥麵包、麥片粥、黑米、草梅、梨以及各種莖部可食用的蔬菜，如花椰菜和胡蘿蔔等。

鎂

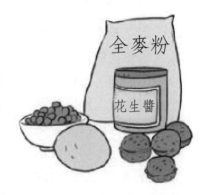

　　鎂在調節心臟跳動頻率方面起著十分重要的作用。研究表明，鎂攝入量正常可以降低心臟發病率，降低血壓。

　　鎂還可以增強生殖能力，它提高了精液中精子的活力。男性每天可以從一頓包括 2 碗麥片粥加脫脂牛奶和一根香蕉的早餐中攝入鎂需要量的三分之二。烤白薯、豆類、堅果、燕麥餅、花生醬、全麥粉、綠葉蔬菜和海產品等也都含有豐富的鎂。

維生素A

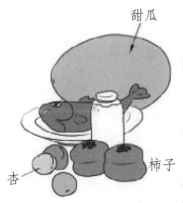

　　研究發現，維生素A具有提高免疫力和抗癌作用。一個男人每天維生素A的正常攝入量為1000毫克，而半碗蒸胡蘿蔔的維生素A含量是其4倍。

　　其他富含維生素A的食物有動物肝臟、乳製品、魚、番茄、杏和甜瓜。維生素A從日

常飲食中即可得到，專家們不主張額外補充維生素A。

維生素B$_6$

研究表明，維生素B$_6$這種營養物質可以增強免疫能力，還可以防止皮膚癌和膀胱癌的發生。維生素B$_6$保護腎臟不患結石症（男性腎結石發病率是女性的兩倍），而且對失眠症有治療作用。

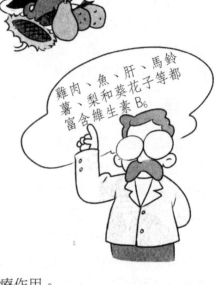

營養學家認為，富含維生素B$_6$的食物有雞肉、魚、肝、馬鈴薯、梨和葵花子等。但過量攝入維生素B$_6$會導致中毒，專家們主張每天攝入量不超過50毫克。

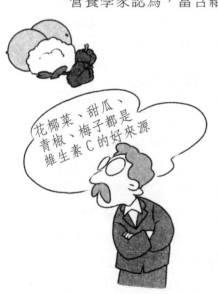

維生素C

維生素C能增強人體免疫力，防止癌症發生，減少心臟病和中風的發病概率，有利於牙齦和牙齒，預防白內障，加速傷口癒合，緩解氣喘，對治療不育症也有功效。

維生素C攝入充足可以
延緩衰老。花椰菜、甜瓜、
青椒、柚子都是維生素C的
好來源。適量多服些維生素
C藥片也不必擔心，維生素C
一般不會產生毒性。

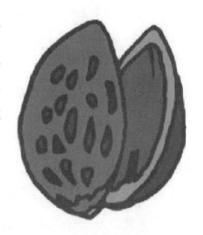

維生素E

研究表明維生素E可以
降低體內膽固醇含量，防止
血小板在動脈內集結，提高免疫力，清除體內雜質，防止
白內障。富含維生素E的食物有杏仁、花生和山核桃。單
從日常飲食中很難獲得足夠的維生素E，幸好服用維生素E
藥片比較安全。

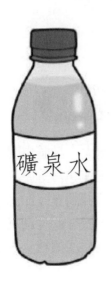

礦泉水

水

在所有的營養成分中，水最重
要，特別是對那些肌肉發達的人來
說。普通人每天至少需要攝入 2 公
升水。如果你喜好運動，攝入量則要
增加一倍。

鋅

人體內有足夠的鋅才能保證性慾
旺盛，性功能和生殖能力健康正常。
醫生們用鋅治療陽痿，鋅還可加速人

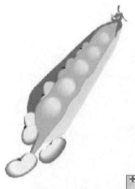

體傷口的癒合，對抵抗疾病也有明顯的功效。

一塊110克的瘦牛肉可提供日需要量的一半，其他含鋅豐富的食物有火雞、海產品、麥片和豆類。如果需要補鋅，日補充量勿超過15毫克。

專家寄語

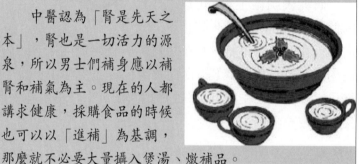

中醫認為「腎是先天之本」，腎也是一切活力的源泉，所以男士們補身應以補腎和補氣為主。現在的人都講求健康，採購食品的時候也可以以「進補」為基調，那麼就不必要大量攝入煲湯、燉補品。

中年男性養生的重頭戲

男性進入中年之後面臨的壓力越來越大，身體也開始出現很多的問題，此時加強身體的保健工作非常重要。中醫認為，中年男性養生除了做好相應的精神調養、節慾保精、加強身體鍛鍊之外，還應順應四時，做好飲食調養。按照傳統的中醫理論，滋補通常可分為四類：即補氣、補血、補陰、補陽。

適合中年男性的補氣食品

具有益氣健脾功效，對氣虛證有補益作用的食品都具有一定的補氣功效，比如大米、糯米、花生、山藥、胡蘿蔔、豆漿、雞肉等。

適合中年男性的補血食品

補血類食品對血虛證者有補益作用，如動物肝臟、動物血製品、龍眼肉、荔枝肉、桑椹、黑木耳、菠菜、胡蘿蔔、豬肉、海參、魚類等都有一定的補血作用。

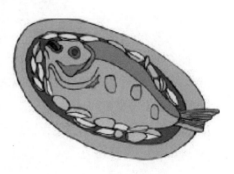

適合中年男性的補陽食品

補陽食品，是指具有補陽助火、增強性功能的功效，對陽虛證有補益作用的食品，如狗肉、羊肉、蝦類、鹿肉

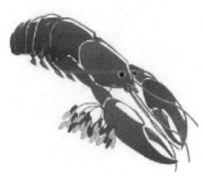

等，有補中益氣、溫腎助陽的功效。適用於腎陽不足、畏寒怕冷、四肢不溫、腰膝無力、夜間尿多、性功能減退等均有一定的功效。另外，核桃仁、韭菜、枸杞子、鴿蛋、鱔魚、淡菜等也有補陽作用。

適合中年男性的補陰食品

補陰食品，是指具有滋養陰液、生津潤燥的功效，對陰虛證有補益作用的食品有銀耳、木耳、梨、牛奶、雞蛋、葡萄、白菜等。

專家寄語

對於愛吃肉類的男性，則應多吃些幫助消化的零食，可使消化系統更順暢，吸收得更好。以下這些零食非常適合愛吃肉類的男性食用：

1. 補腦核桃

補腎又補腦的核桃最適合現代男性，拼搏之餘補補消耗過度的腦力，使自己更有競爭力。

2. 開胃杏脯

生津開胃的杏脯有幫助消化的功能，但用蜜醃製的果脯含糖量高，不宜多吃。

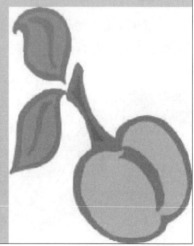

3. 降壓山楂

消脂降壓的山楂是最適合中年男性平日休閒的零食。

4. 花旗參糖去虛火

清熱降虛火的花旗參糖，最適合男性，方便食用。

男性春季養生食療攻略

　　春季是一年的開始，隨著春季的到來，萬物開始生長，男性的食療進補也應從春天開始。男性由於工作和交際上的需要，會遇到較多的飲酒應酬，而健康和強健的身體也是男性想擁有的。對此，中醫給出不同類型男性相應的春季進補攻略：

貪杯男——呵護心肝食療方

　　男性貪杯無非有兩種，一種是由於工作的需要不喝不行，經常以喝酒來應酬客戶，本身並無酒癮。但時間長了也可能得脂肪肝、酒精肝。另一種人本身就嗜酒成性，逢酒必喝，且喜歡醉生夢死的快感，此為患酒精性肝硬化的高危人群，嚴重的可致死亡。

　　針對以上情況，中醫推薦以下秘方：

● **五味子粥**

原料：五味子10克，大米100克。

做法：大米、五味子，一起文火熬製。

功效：五味子可以養肝、補腎，大米有保肝、護胃的作用，酒後進食能夠減少大量酒精對肝的損害。

● **葛花水**

原料：葛花，開水。

做法：取適量葛花放入開水中沖泡。

功效：酒後飲用，有醒酒的妙用。

應酬男——甜夢食療方

應酬比較多的男性平時工作壓力比較大，精神緊張，很容易疲勞。也會因此睡眠和運動的時間減少，這些都會影響腸胃對飲食的正常吸收，身體介於健康與疾病中間，機體抗病能力大大下降。工作時久坐不利於會陰部的血液循環，容易產生腰酸痛症狀。喝水少、血液黏度大、鍛鍊少還會引起前列腺的不正常改變，甚至會引發前列腺炎。

針對以上情況，中醫推薦**蓮子芡實粥**為食療方案。

原料：蓮子50克，芡實15克，大米300克。

做法：三味一起熬，水要多放些，以防粥過稠。

功效：蓮子可以健脾寧心，芡實能夠健脾補腎，常喝能夠緩解壓力，防止因工作緊張造成的失眠等不適。

肌肉男——健脾養胃食療方

男性都希望自己擁有健美的體魄，豐滿的肌肉自然是展示男性魅力的最佳武器。但現代人往往因缺乏運動和不科學的飲食，使這個夢想難以實現。除了增加有針對性的器械練習，男性們希望由某些營養物質（如蛋白質）來獲

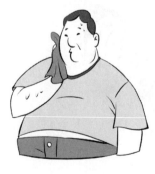

得理想的肌肉，但效果往往不盡如人意。這是因為攝取蛋白質也需因人而異，如果脾胃不好，再多的蛋白質也不能被人體完全吸收應用。不被吸收的蛋白質會加重腎臟的不正常代謝，反而有損於腎臟。

對此，中醫建議此類男性可嘗試三

味健脾養腎粥來食療。

原料：白朮15克，首烏10克，枸杞子20克，白米250克。

做法：白朮和首烏入鍋煮，經一段時間後撈出，將其湯與枸杞子、大米一起熬至入味。

功效：健脾補腎，強壯肌肉。白朮可補氣健脾，首烏可補腎、補血、養腦、烏髮、安神，枸杞子能養血補腎。在攝入蛋白質前飲用此粥，有利於營養物質更好吸收。

專家寄語

專家認為，消化道病症的發生、發展，與人的情緒、心態休戚相關。因此，拋棄緊張、焦慮、惱怒等不良情緒，意志堅定地保持精神愉快、情緒穩定，才對消化道有利。從病理角度上說，消化系統疾病、糖尿病、甲狀腺機能亢進、肝炎、腎病等許多疾病都可引起身體消瘦；久病體虛，營養不良也可引起消瘦。

若是疾病引起的身體消瘦，我們應及時治療疾病，疾病治癒後，體重自然會恢復正常水準。久病體虛，營養不良者，應加強營養，多吃富含蛋白質、維生素的食物，適當加強身體鍛鍊，以使體重恢復正常。

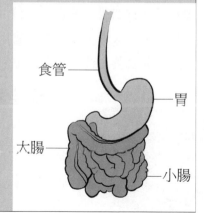

食管

胃

大腸

小腸

男性夏季養生選對食物

進入夏季，很多男性開始大吃特吃起來，因為這個時期，各種新鮮的水果上市較多，而各類路邊攤也陸續開張了。中醫建議，對於諸多的食物，男性應選對適合自己的食物才能更有利於養生。

最佳調味品──食醋

酷夏出汗多，多吃點醋，能提高胃酸濃度，幫助消化和吸收，促進食慾。醋還有很強的抑制細菌能力，對傷寒、痢疾等腸道傳染病有預防作用。人在夏天易疲勞、困倦不適，多吃點醋，很快會解除疲勞，保持充沛的精力。

最佳蔬菜──苦味菜

夏季氣溫高、濕度大，往往使人精神委靡、倦怠乏力、食慾不振。此時，吃點苦味蔬菜大有裨益。苦味蔬菜中含有豐富的具有消暑、退熱、除煩、提神和健胃功能的生物鹼、氨基酸、苦味素、維生素及礦物質等。苦瓜、苦菜、萵筍、芹菜、蒲公英、蓮子、百合等都是佳品，可供選擇。

最佳湯餚──番茄湯

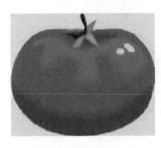

夏令多喝番茄湯既可獲得營養，又能補充水分，一舉兩得。番茄湯所含番茄紅素有一定的抗前列腺癌和保護心臟的功效，最適合於中老年男性食用。

最佳肉食——鴨肉

鴨肉不僅富含蛋白質，而且由於其屬水禽，還具有滋陰養胃、健脾補虛、利濕的作用。

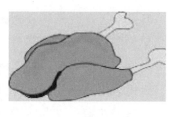

最佳飲料——熱茶

夏天離不開飲料，首選飲品應是極普通的熱茶或紅茶。紅茶中富含鉀元素，既解渴又解乏。

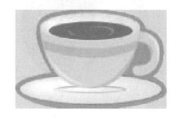

最佳營養素——維生素E

中醫認為，人在夏天會遇到三大危險，即強烈的日照、臭氧與疲勞，而維生素E可將這三大危險降到最低程度。維生素E在麥芽、麵包、胡桃泥、乳製品等食物中含量較多。

專家寄語

年輕的男性進入夏季會因油脂分泌過於旺盛而多發痘痘，據研究發現，青春痘主要與內分泌因素有關，而在中醫看來，還與個人體質有密切關係。此類患者多屬於肺胃濕熱較盛，過食辛辣刺激、煎炸、油膩之品，或嗜食甜食，均可助濕生熱，可促使痘痘產生或使之加重。但如果按照「無糖少油」食譜安排一

日三餐，那就是矯枉過正了。預防痘痘關鍵在於身體的全面調理，除減輕壓力、不要太勞累外，日常飲食可以起到非常重要的輔助調節作用。要少喝可樂、果汁、濃咖啡，還要少吃巧克力、糖果、奶油蛋糕、油炸食品，生蔥、生蒜、辣椒也要少吃。這樣可以減少糖、油以及刺激性食物的攝入。同時，晚上要加強纖維素的攝取，盛夏時節，多做點涼拌菜，但要注意不要放生蔥、生蒜和辣椒，也不要放那種油膩膩且熱量非常高的沙拉醬，可以適當放一些鹽、醋和香油。

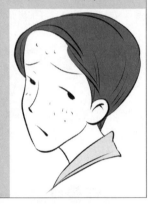

男性秋季養生食療守則

進入秋季，氣候出現了微妙的變化、比如我們所熟悉的氣溫多變、冷熱交替的特點。中醫建議男性應注意這些變化，選擇適合節氣的飲食內容和飲食方式，以確保身體的健康。

注意消化道的管理

秋季是一個氣候由熱轉寒、萬物隨著寒氣增長逐漸蕭落的季節，由於晝夜溫差懸殊，人體受到冷空氣刺激後，首先傷及胃，使消化道發生痙攣性收縮，抵抗力隨之降低。

另外，隨著天氣轉涼，禁錮了一夏的食慾得到解脫，很多男性想盡享美味。但如此暴吃的結果就是，胃及十二脂腸負擔加重，消化道再度受傷。因此，秋季應選擇一些對消化道有好處的食品和飲食方式，以確保消化道的健康。

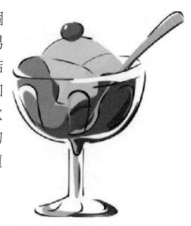

飲食護胃重「五養」

　　秋涼之後，要特別注意胃部的保暖，謹防腹部著涼而引發胃痛或腹瀉、噁心等症狀。尤其是那些身體比較瘦弱的人，胃部保暖尤為重要。體瘦的人通常胃壁較薄，在氣溫變化的情況下更容易產生痙攣。

　　秋季飲食應以溫、軟、淡、素、鮮為宜，定時定量，少食多餐，使胃中經常有食物和胃酸進行中和，這樣就能防止胃酸過多。中醫提醒男性朋友，秋天要注意忌口，過冷、過燙、過硬、過辣、過黏的食物最好不碰，更忌暴飲暴食。

根據食物的特性來飲食

　　中醫認為，凡食物都有性格，有寒性、熱性，還有寒熱之間的平性。所謂平補，就是選用性格不明顯的平性食物滋補，這是根據秋季氣候涼爽，陰陽相對平衡而提出的一種進補法則。平補可以選擇的食物有如下幾種。

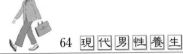

食物	功　效
茭白	降低血脂，解熱毒，利二便；
南瓜	潤肺益氣，止痛安胎；
蓮子	益脾養心，固精止瀉，開胃安神；
桂圓	治貧血，神經衰弱，產後血虛；
黑芝麻	補肺助脾，潤腸通便，益肌膚；
紅棗	養脾平胃，安中益氣，補血益陰；
核桃	補腎養血，潤肺潤肌，防治神經衰弱和腰腿痛。

　　另外，即使陰陽相對平衡，但燥是主氣，肺易被燥氣所傷，進補時還應當注意潤補。一方面可以直接補充水分，以防止氣候乾燥對人體的直接傷害；另一方面多用芝麻、蜂蜜、水果等含水分較多的甘潤食物，以達養陰潤肺的目的。

專家寄語

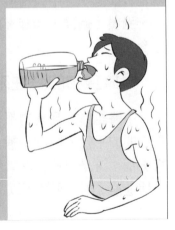

　　空氣中缺少水分，人體同樣缺少水分，我們必須經常給自己「補液」，以緩解乾燥氣候對於身體的傷害。多喝水也就成了一種必要手段。但是，光喝白開水，並不能完全抵禦秋燥帶給我們的負面效應。水分進入人體後，很快就蒸發或排泄，又到了體外。如果在白

開水中加入少許食鹽，水就不會那麼容易就流失了。而蜂蜜有清熱、補中氣、解毒、潤燥、止痛的功效。白天喝點淡鹽水，晚上喝一杯蜜水，既補充了身體中的水分，又是養生抗衰老的良方，同時燥氣引起的便秘也不會「惠」及我們。

男性冬季養生全面食療

進入冬季，男性稍微不注意會出現很多的健康隱患，其中以腎臟、脾臟、肝臟、虛胖等問題最為多見。因此，男性冬季食療應從以下這幾個方面入手，全面調整身體狀況。

冬季男性腎虛如何補

中醫認為，補腎階段的男性應注意多吃魚、蝦、牡蠣和韭菜等食物。因為這類食物富含蛋白質、牛磺酸、精氨酸和鋅，動物的鞭和甲魚也是補腎的上佳選擇。

● 進補應對

冬季應該多食用一些偏於溫熱性特別是能夠溫補腎陽的食物，適當攝入營養豐富、溫腎填精、產熱量高、易於消化的食物，如羊肉可補體之虛，益腎之氣，提高免疫力。也可食用溫性水果，如大棗、橘子、柿子等，以補血益腎填精，抵禦寒邪。

● 食療方案

【當歸生薑羊肉湯】當歸20克，生薑30克，羊肉500

克，黃酒、調料適量。將羊肉洗淨、切塊，加入當歸、生薑、黃酒及調料，燉煮1～2小時，吃肉喝湯。

冬季男性脾虛如何補

冬季氣溫驟降，脾受寒困，脾不運化，或素體脾虛。

●進補應對

脾虛的男性冬季應以補陽運脾為主，多吃性溫健脾的食物，如粳米、蓮子、芡實以及鱔魚、鰱魚、鯉魚、帶魚、蝦等水產類。山藥、大棗、蓮子富含澱粉，容易吸收，且有健脾益氣的作用，在肉類的攝入上，應該選擇細纖維的魚肉為主。

●食療方案

在保證每日營養均衡的基礎上，可適量多喝山藥粥、大棗粥、鯽魚湯、鯉魚湯。

冬季男性肝不好如何補

喝酒是交際場合的重要手段，不少男性還將喝酒當成生活習慣之一。在觥籌交錯、推杯換盞時，酒精「潤物細無聲」地傷害著男性的肝臟。肝功能不好的男性容易出現疲勞、噁心、厭食、嘔吐等症狀。

●進補應對

對於這類男性，冬季進補時應以高維生素、適宜熱量及蛋白食物為主。

●食療方案

魚類、蝦類、雞肉、牛肉富含人體所需要的蛋白質、氨基酸，且易被人體吸收利用，小紅豆、大棗也很適合該

類男性食用。午餐可吃韭菜炒雞蛋、菠菜牛肉絲、番茄蛋湯等。小米粥、菜花燉肉、小紅豆鯉魚湯都是此類男性理想的晚餐選擇。

冬季虛胖的男性如何補

調查研究指出：我國成人超重率為22.8％，肥胖率為7.1％，其中有不少是屬於虛胖體質。肥胖是導致許多慢性非傳染性疾病的危險因素。

● 進補應對

虛胖的男性應控制脂肪及總能量的攝入，飲食宜清淡，少吃鹽和味精等調料，做菜多採用少油的烹調方式，如清蒸、清燉、涼拌等。

● 食療方案

在用魚、蝦和海參類進補時配上小紅豆湯、冬瓜湯等清淡利尿的食物，進補效果更佳。對於羊肉，因其含左旋肉鹼，可促進脂肪代謝，有利於減肥，適合虛胖的男性食用。

專家寄語

常上夜班熬夜的男性由於用眼過度，易出現眼睛乾澀、視物不清等症狀；身體違背生理規律及超負荷運轉易導致身體疲勞。中醫建議此類男性早餐要營養充分，以保證旺盛的精力；中餐則可多吃含蛋白質高的食物，如瘦豬肉、牛肉、羊肉、動物內臟等；晚餐宜清淡，多吃維生素含量高的食物，如各種新鮮蔬

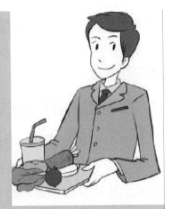

菜，飯後吃點新鮮水果。另外，平時要注意多吃富含維生素A、胡蘿蔔素以及維生素B_2的食品；同時，應選用含磷脂高的食物以健腦，如蛋黃、魚、蝦、核桃、花生等；還要有意識地多選用保護眼睛的食物，如雞蛋、動物的肝、腎、胡蘿蔔、菠菜、小米、大白菜、番茄、黃花菜、空心菜、枸杞子及各種新鮮水果等。胡蘿蔔豬肝湯、枸杞羊肝湯都是夜班族不錯的選擇。

更年期男性養生飲食搭配

男性的更年期普遍比女性要遲一些，一般50～60歲才進入男性更年期。男性更年期發病緩慢，且症狀很輕，因此很容易被忽視。男性更年期在體態方面表現為：肌肉不如年輕時強健，皮下脂肪積聚，體重增加，這是由於機體內新陳代謝功能紊亂而造成。對於更年期的男性來講，加強飲食和營養都是非常重要的。

加強蛋白質的補充

雖然更年期男性對蛋白質的需要量比正在生長發育期的青少年要少很多，但對處於生理功能逐漸減退的更年期男性來講，提供豐富、優質的蛋白質是十分必要的。隨著年齡的

增長，人體對食物中的蛋白質的利用率逐漸下降，只相當年輕時的60％～70％，而對蛋白質分解卻比年輕時高。因此，更年期男性蛋白質的供應量仍應高一些。

控制動物脂肪的攝入

更年期男性體內負責脂肪代謝的酶和膽酸逐漸減少，對脂肪消化吸收和分解的能力隨年齡的增長日趨降低，因而限制脂肪的攝入是有必要的，特別要控制動物脂肪的攝入，增加植物脂肪攝入。

適量碳水化合物和多種纖維

國人能量的主要來源是碳水化合物，如米、麵、蔬菜等，對於從事腦力工作者的更年期男性，每日主食只要能滿足身體的標準需要量即可。同時，多吃蔬菜可增加纖維素攝入，既可飽腹又可防止心血管病、腫瘤、便秘等。

每天補充多種維生素

維生素A、維生素B、維生素C、維生素D、維生素E是人體新陳代謝所必需的物質，更年期男性由於消化吸收功能減退，對各種維生素的利用率低，常出現貧血、傷口不易癒合、眼花、潰瘍、皮皺、衰老等各種缺乏維生素的症狀，因而每日必需有充足的供應量，必要時應適當補充。

微量元素也是必需的

鋅、銅、鐵、硒等無機鹽，雖然只占人體重量的萬分之一，但它們是人體生理活動所必需的重要元素，參與體

內酶及其他活性物的代謝。

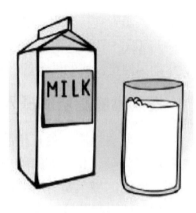

對於普通的人體，如果飲食合理，一般不會缺乏微量元素；但由於更年期男性消化、吸收能力較差，加之分解代謝大於合成代謝，可能容易產生某些微量元素的相對不足。而且男性進入更年期對鈣的吸收能力差，若加上鈣的排出量增加，便容易發生骨質疏鬆，出現腰背痛、腿疼，肌肉抽搐等症狀。因此，應多吃點骨頭湯、牛奶、海魚、蝦及豆腐等富含鈣的食物，預防骨質疏鬆。

多喝水有助於排毒

水參與體內的一切代謝活動，沒有水就沒有生命。中年人應注意多喝水，有利於清除體內代謝產物，防止疾病發生。

增強性腺功能的食物

大部分男性進入更年期後會出現性機能衰退，性慾減弱。可以在飲食方面多吃一些能改善增強性腺功能的食物，如蝦、羊肉、羊腎、韭菜和核桃等。

改善神經系統和心腦血管功能的食物

男性更年期還多表現出精神心理方面的症狀，如煩躁易怒、失眠頭痛、記憶力減退、緊張倦怠、心血管功能差

等，因此，要多吃一些改善神經系統和心腦血管功能的食物，如羊心、豬心、山藥、核桃仁、大棗、龍眼等，實踐證明，以上各種食物對治療頭痛、頭暈、乏力、心悸、氣急、手足發麻發涼等症均有良好效果。

專家寄語

　　更年期男性在飲食方面，要少食用含糖量高的食物，多吃富含蛋白質、鈣質和多種維生素的食物，如雞、魚、兔肉等。豆類及豆製品不僅含有大量植物性蛋白質，而且還是人體必需的微量元素的「倉庫」，新鮮蔬菜可作為主要菜譜。飲食結構要低鹽、清淡、葷膩適度，不暴食，晚餐不要過飽，有條件者每天可喝1～2湯匙蜂蜜。

男性抗衰多吃發酵食品

　　中醫認為男性抗衰應多吃一些發酵食品，有專家曾指出，真正的日本飲食文化就是發酵文化，而日本人的長壽也和每天吃發酵食品息息相關。

　　發酵食品真正的魅力在於其有與藥品媲美的奇特功效。因此，也有一些保健醫生建議：男性應該提醒自己每天攝取一種發酵食品，這樣可以維持健康、促進長壽。

什麼是發酵食品

發酵食品是人類巧妙地利用有益微生物加工製造的一類食品，經由發酵使食品中原有的營養成分發生改變並產生獨特的風味。簡單來說，加入的微生物就像一台台小小的加工機，對食物的每個細胞挨個進行處理，增加一些有營養的物質、去除一些沒營養的物質，順便改變味道和質地。

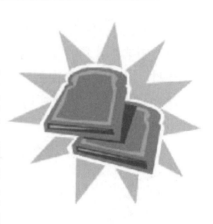

發酵食品有什麼的好處

發酵時微生物分泌的酶能裂解細胞壁，提高營養素的利用程度。肉和奶等動物性食品在發酵過程中可將原有的蛋白質進行分解，易於消化吸收。微生物還能合成一些B群維生素，特別是維生素B_{12}，動物和植物自身都無法合成這一維生素，只有微生物能「生產」。發酵食品一般脂肪含量較低，因為發酵過程中要消耗碳水化合物的能量，是減肥人士的首選健康食品。

在發酵過程中，微生物保留了原來食物中的一些活性成分，如多糖、膳食纖維、生物類黃酮等對機體有益的物質，還能分解某些對人體不利的因子，如豆類中的低聚糖、脹氣因子等。

微生物新陳代謝時產生的不少代謝產物大多有調節機體生物功能的作用，能抑制體內有害物的產生。

哪些發酵食品可以多吃

我們現在常吃的發酵食品主要分為穀物發酵製品、豆類發酵品、乳類發酵品。

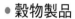

● 穀物製品

穀物製品主要有甜麵醬及米醋等食品，它們當中富含蘇氨酸等成分，可以防止記憶力減退。另外，醋的主要成分是多種氨基酸及礦物質，它們也能達到降低血壓、血糖及膽固醇之效果。

● 豆類發酵製品

豆類發酵製品包括豆瓣醬、醬油、豆豉、腐乳等。發酵的大豆含有豐富的抗血栓成分，它可以有效地溶解血液中的血栓等物，起到預防動脈硬化、降低血壓之功效。豆類發酵之後，能參與維生素K合成，這樣可使骨骼強壯，防止骨質疏鬆症的發生。

● 乳類發酵品

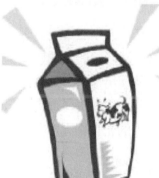

優酪乳、乳酪含有乳酸菌等成分，能抑制腸道腐敗菌的生長，還含有可抑制體內合成膽固醇還原酶的活性物質，又能刺激機體免疫系統，調動機體的積極因素，有效地預防癌症。所以，經常食用優酪乳，可以增加營養，防治動脈硬化、冠心病及癌症，降低膽固醇。利用乳酸菌來發酵的食品，其任何

一種東西均可調整腸腔內菌群的平衡，增加腸蠕動，保持大便通暢，預防大腸癌等的發生。此外，優酪乳都能有效地控制血壓的「上揚」，防止動脈發生硬化，保護心臟。

專家建議男性朋友，從養生的角度考慮，每日選擇性食用1～2種發酵食品即可。但須注意的是，腐乳、豆豉含鹽較高，高血壓和心臟病患者應控制食量。

專家寄語

中醫認定，十字花科的蔬菜已被科學研究證實是最好的抗衰老和抗癌食物。同時，洋蔥可清血，有助於降低膽固醇。適當攝入洋蔥等降脂食物，是防治高血脂症的有效方法。豆類食品含有一種被稱為「異黃酮」的化學物質，是一種有效的抗氧化劑。

男性的「最佳食物」──菠菜

營養學家認為菠菜是男性的最佳食品，因為菠菜能為肌肉的合成提供一定能量，促進肌肉生長，同時還能夠加快通往生殖器官的血液循環，提高性能力。美國男性生活類雜誌《Best Life》曾刊登一篇題為「男人每天必吃的八種食物」的文章，其理由與中國營養學家和中醫界的認識相同。

菠菜中的葉酸可增強肌肉減少脂肪

菠菜中有大量的葉酸，說到葉酸，很多人第一反應是

孕婦的「專利」。但是，中醫指出，葉酸對於男性來說，也是增強健身效果的一個需要補充的元素。菠菜中含有豐富的葉酸，每100克菠菜的葉酸含量高達347微克，名列蔬菜之首。葉酸不但可以幫助顯示男性力量的肱二頭肌收縮有力，而且可提供肌肉生長所需要的能量，還可使肌肉對胰島素更敏感，有利於增強肌肉、減少脂肪。

菠菜中的鎂可給男性力量

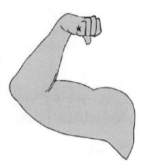

菠菜含有的微量元素鎂，也會將肌肉中的碳水化合物轉化為可利用的能量，從而增加肌肉的力量。

菠菜可加快血液循環

當然，菠菜對於男性來說，更吸引人的優點是其富含的葉酸和鐵能夠促進紅細胞的合成，提高血攜氧量，從而加快血液循環。

從這個角度上講，菠菜也能夠提高性生活品質。而菠菜這個能加快血液循環的優點，對於降低患心臟病、中風和骨質疏鬆的風險，也是日常飲食的不錯選擇。

專家寄語

對於中老年男性來講，菠菜突出的優點是其富含的葉黃素能延緩老年黃斑的惡化。中醫認為，多吃菠菜能預防人體視網膜老化脫落，因為菠菜含有抗氧化物質，可防治老年人眼睛的「黃斑變性」，延緩老年

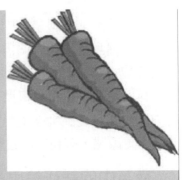

人黃斑的退行性變與老化而導致的眼盲症或視力下降。除了菠菜，美國營養專家推薦的男性每日必吃的其他七種食物分別為：酸乳酪（或優酪乳）、番茄、胡蘿蔔、藍莓（或草莓、紫葡萄）、黑豆（或豌豆）、核桃、燕麥。

男性的「河中牛奶」——牡蠣

牡蠣，又名蠔。既是食物，也可入藥。牡蠣在歐洲被形容為「河中的牛奶」。據英國《獨立報》報導，法國一項最新研究顯示，牡蠣的營養價值可不止牛奶這麼簡單，它既能促進骨骼生長，治療骨質疏鬆、關節炎等疾病，其中含有的大量鋅元素還有助於增強男性性能力。

中醫認為，牡蠣含有豐富的鋅元素及鐵、磷、鈣、優質蛋白質、糖類等多種營養素。其味鹹、性微寒，主要有以下功效：

牡蠣可促進骨骼增長

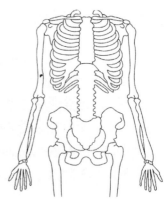

《神農本草經》中記載「（牡蠣）久服，強骨節，殺邪氣，延年」。牡蠣中鈣含量接近牛奶，鐵含量為牛奶的21倍，食用後有助於

骨骼生長，尤其對老年男性非常有利，不但養骨、健齒，還有益智作用。

牡蠣可增強性功能

歷史上拿破崙與凱撒就十分喜愛吃牡蠣，男性常食牡蠣可提高性功能及精子品質。可以和山藥、芡實、蓮子、豬肉一起煮，能治療腎虧。還可以將牡蠣和甲魚一起燉，或者做韭菜炒牡蠣肉，放一點牛肉或羊肉，達到蛋白互補，口感也非常好。

牡蠣可緩解失眠

崔禹錫在《食經》中說「牡蠣肉治夜不眠，治意不定」。經常食用可以減少煩躁不安、心悸失眠、頭暈目眩及耳鳴等症狀。牡蠣中所含的硒可以調節神經、穩定情緒。經常失眠的人，晚飯可以吃牡蠣燉百合，能夠治療失眠、滋陰養血。此外，將牡蠣燉出湯，將3～5克阿膠汁溶入，打一個雞蛋成黃，放1～3克黃連，可以治頑固性失眠。

專家寄語

除了以上保健功效外，中醫認為牡蠣還有抗癌的防病作用。美國國立癌症研究中心發表的研究報告中曾指出，牡蠣成分中含有的可以除去自由基的谷胱甘肽，其含量是小腸細胞的4.6倍，是肝臟等其他器官2倍以上。將牡蠣肉與粳米一起煮粥，能達到比較好的抗癌功效。

男性不可百日無薑──生薑

我國自古就有「男子不可百日無薑」的說法，不管是鮮薑還是乾薑，對男性都是有好處的。中醫認為，薑是助陽之品，現代臨床藥理學研究發現，薑具有加快人體新陳代謝、抗炎鎮痛、同時興奮人體多個系統的功能，還能調節男性前列腺的機能，可治療中老年男性前列腺疾病以及性功能障礙，因此，薑常被用於男性保健。

新鮮的薑可增強食慾、延緩衰老

中老年男性常會因胃寒、食慾不振導致身體虛弱，可以經常含服鮮薑片，刺激胃液分泌，促進消化。鮮薑又不如乾薑有強烈的燥性，滋潤而不傷陰。

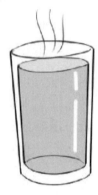

每天切四五薄片鮮生薑，早上起來飲一杯溫開水，然後將薑片放在嘴裏慢慢咀嚼，讓生薑的氣味在口腔內散發，擴散到腸胃內和鼻孔外。

乾薑可治療腎虛陽痿

乾薑溫中散寒，健胃活血；枸杞子滋補肝腎，益精明目。由此組合的藥膳可以治療由於腎陽虛衰引起的陽痿、畏寒肢冷、腰疼、腰膝酸軟、倦怠等。

取雄鯉魚1尾（約500克），乾薑、枸杞子各10克。取

鯉魚肚內之魚臛（雄魚腹中白色果凍樣物質，為雄魚精囊腺），加入乾薑、枸杞子同煎。煮開，加料酒、鹽、味精適量調味即成。空腹時服食，隔日吃1次，連服5日。

專家寄語

薑性辛溫，只能在受寒情況下應用，且用量大了很可能破血傷陰。如果有喉痛、喉乾、大便乾燥等陰虛火旺症狀，就不宜用薑。

對男性養生有益的食品匯總

男性應多吃一些對自己身體有幫助的事物，如此才能使養生工作做到事倍功半！中醫給出以下適合男性養生的食品，建議男性朋友多多攝取！

番　茄

番茄的酸味能促進胃液分泌，幫助消化蛋白質等，此外豐富的維生素C能改善心肌功能，製造出骨膠原，強健血管。礦物質則以鉀的含量最豐富，由於有助於排出血液中的鹽分，因此具有降血壓的功能。

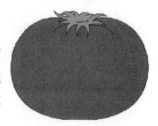

黃　豆

很多人都知道黃豆有植物性激素，有利於女性，殊不

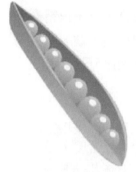

知黃豆對男性也是絕佳食品。例如常吃黃豆製品的日本男性，患攝護腺癌的機率比西方男性低。而且黃豆對改善男性的骨質流失一樣有效。男性過了60歲，骨質會開始流失，情況和更年期婦女一樣嚴重。而且多吃黃豆可以補充卵磷脂，卵磷脂已被證實與短期記憶力和學習力有關。

南瓜子

男性40歲過後，大多數人有前列腺（攝護腺）肥大的問題。美國一項實驗發現，讓攝護腺肥大的患者服用南瓜子的萃取物，確實減少了患者尿頻的次數，也改善了其他症狀。而且南瓜子也是維生素E的最佳來源，可以抗老化。南瓜子在一般超市即可買到，有些產品是多種堅果混和，可以撒在沙拉上食用，或平日當零嘴吃。

胡蘿蔔（紅蘿蔔）

β-胡蘿蔔素會在體內變化成維生素A，提升身體的抵抗力，抑制導致細胞惡化的活性氧等。此外，胡蘿蔔含有豐富的鉀，具有降

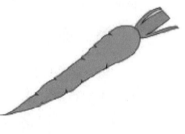

血壓的作用，其所含的食物纖維能發揮整腸功效。含豐富β-胡蘿蔔素的胡蘿蔔因此大受歡迎，且能預防癌症。

海　鮮

男性精液裏含有大量的鋅，當體內的鋅不足，會影響

精子的數量與品質。而食物中海鮮類的蠔、蝦、蟹的鋅含量最為豐富，一顆小小的蠔就幾乎能滿足一天中鋅的需求量（15毫克）。此外，蠔因富含糖原或牛磺酸，具有提升肝臟功能的作用，且滋養強身。

大　蒜

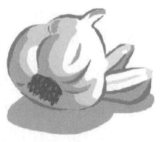

大蒜具有強烈的殺菌力，因此能消滅侵入體內的病菌。此外，它能提供維生素B_1量，促進醣類的新陳代謝以產生能量，並消除疲勞。

另一不可忽視的功用就是大蒜能提升免疫力。大蒜中所含的硒化鉛具抗氧化作用，因此被視為防癌的食物。男性常服大蒜可改善體質並強身。

高維生素C食物

男性在24歲後精子的質與量都在走下坡，如果說有一種不老藥能讓老化的精子再度充滿活力，那就是維生素C。美國德州大學婦產科教授威廉‧哈理斯實驗結果顯示，給男性每天服用1000毫克的維生素C，連續服用60天後，他們的精子數增加60％，活動力增加30％，不正常的精子也減少了。

含大量維生素C的食物有奇異果、柳丁、橘子、青花椰菜、蘆筍等。另一方面，男性常處高壓狀態，更需要營養的補充。維生素C可以協助副腎上腺皮質素（一種抗壓力的激素）的分泌，可以對抗壓力。

全麥麵包

說到壓力，男人常常不眠不休地衝刺事業，壓力無法排解，就利用菸酒來掩飾勞累和紓解壓力。

要對抗壓力，維生素B群是非常重要的，這包括維生素B_1、B_2、B_6、B_{12}和葉酸、煙鹼酸等，可以維護神經系統的穩定，增加能量的代謝，有助於對抗壓力。全穀類的食物如全麥麵包、糙米、胚芽米等，都含有豐富的維生素B群。而且全麥麵包是複合性碳水化合物，可以緩慢釋放能量，具有鎮定的作用，使人放鬆、不緊張。

水

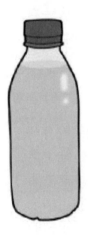

人類腦部有75％都是水，脫水第一個影響到的器官就是腦，水分太少，會讓人疲勞、反應偏慢。偏偏男性常忙起來容易忘喝水，若用飲料或湯補充體內水，會徒增熱量，使身體發胖。因此在餐與餐之間要多喝水。

例如一進辦公室，可立刻準備500毫升的水放在桌上，有空就喝，最好在午餐之前就喝完。應要求自己每天至少要喝完 2 瓶礦泉水（約2000毫升）。

深海魚

壓力大也讓男性罹患高血脂症、中風的平均年齡降低。深海魚中的omega-3脂肪酸可以阻止血液凝結、減少血管收縮、降低三甘油三酯等，對心臟血管特別有益。富含

omega-3脂肪酸的魚包括青花魚、秋刀魚、石斑魚、鮭魚等，可以替換著吃，不過要記住每星期至少要吃 2 次魚，以上是美國心臟病協會的建議。

綠　茶

綠茶富含了紅茶所沒有的維生素C。維生素C是預防感冒、美膚所不可欠缺的營養素。

除此之外，綠茶也富含防止老化的谷氨酸、提升免疫力的天冬氨酸、可滋養強身的氨基酸，還具有利尿、消除壓力的作用，並含有適量提神作用的咖啡因、降血壓的黃酮類化合物等。

紅　酒

紅酒中葡萄皮的抗氧化物質，留存在酒液中，可以降低心血管疾病的發生機率；而且各種酒類相較之下，紅酒的普林（會使體內尿酸上升的物質）含量相當低。此外，紅酒能提升抗氧化作用，以預防動脈硬化。根據最新研究結果得知，紅酒對於癡呆症也能發揮功效，是高齡社會所不可欠缺的飲品。但酒類依舊有熱量，營養師建議每天攝入應控制在60毫升以下。

專家寄語

黃精酒也是比較適合男性飲用的，黃精主要以根莖入藥，由於它的樣子很像雞頭，因此又稱為「雞頭參」。中醫認為，黃精味甘性平，入脾、肺、腎經。

寒冷的冬天，晚餐時喝上一小盅自己泡的黃精酒，不但能活血暖身，更能為一些「心有餘而力不足」的男性補充精力。長期飲用，有助於提高性生活質量。專家建議，平時體寒、精力減退或不足的男性，可以每天喝一點黃精酒。此外，黃精中富含的多種營養物質，冬天適當飲用黃精酒，還能減少細胞突變的發生，從而起到抗衰延壽的作用。

【黃精酒的製作方法】準備黃精根數條和適量35度白酒，白酒的量約為黃精根的3～4倍。首先，將黃精根洗淨，用潔淨的布擦乾，放入大口徑的玻璃瓶中，然後，倒入白酒。泡上2～3個月後，酒就變成了透明的淡琥珀色，儘量放置半年後再飲用。

第三章

運動使男性更強健

　　越來越多的男性因為壓力過大，或不健康的生活習慣，使自己的健康過早地亮起了「紅燈」，但他們總以忙為由不做任何運動。

　　有關專家指出，現代生活壓力下的男性身體十分脆弱，而男性健康問題常常被他們看似強健的身軀所掩蓋。特別是40歲左右的男性，他們的健康問題已成為世界性的難題，其實許多人已逐漸意識到了這個問題的嚴重性。因此，中醫建議，男性應放棄懶惰和各種壓力，學會尋找時間來合理安排自己的運動健身計畫。不管男性有多忙、多累，都應切實關注自己的身心健康，讓我們從此開始運動養生計畫吧！

青年男性中醫運動養生

青年是人生各個階段中最朝氣蓬勃、活力四射的時段,這個階段的身體機能處於鼎盛時期,心律、肺活量、骨骼的靈敏度、穩定性及彈力等各方面均處於最佳狀態。中醫學將這個年齡階段稱為「破記錄年齡階段」,這也就是為什麼大多數運動員的「黃金運動生涯」都是在青年時期。

從運動醫學角度講,這個時期適合各種強度的運動。我們常常看到不少年輕人用整個下午的時間奔跑在籃球場或足球場上,卻沒有一個因為運動量過大而累倒。在這段時期,運動量不足往往要比運動量偏高更對身體不利。過了30歲以後,平時不注意鍛鍊的男性會發現自己的身體似乎一夜間變老了,聽力開始下降,皮膚彈性大不如從前,而且機體的免疫力和抗病能力也同樣呈現出下降趨勢,感冒更容易找上門了。

因此,男性應從年輕的時候開始堅持適量的鍛鍊,在青年階段由肌肉強化鍛鍊可以取得「常規體力」,由耐力訓練可以提高心臟的輸血量。而且,任何一種鍛鍊。都能為男性保持良好的體型和強健的體魄提供必要幫助。

負重訓練可以使你的肌肉更加發達

對於青年男性而言,最常見的負重訓練就屬槓鈴了。其中臥推槓鈴是訓練胸肌的最好動作,它主要鍛鍊的部位是胸大肌、三角肌和肱三頭肌。

● **動作詳解**

1. 仰臥在臥推凳上，兩腳平踏在地上。

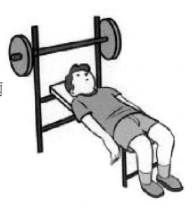

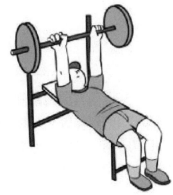

2. 兩肘彎曲，握住槓鈴，拳眼相對，手心朝腿部的方向，槓鈴的軸線位於胸肌中部，抵住胸部。

3. 將槓鈴向上推起，兩肘內收，夾肘的同時夾胸。

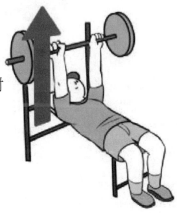

4. 槓鈴向上的同時略向前偏，呈拋物線的運動軌跡。兩臂伸直時，槓鈴重心接近處於肩關節的支撐點上。

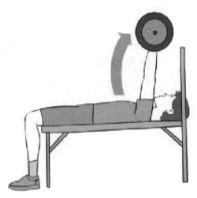

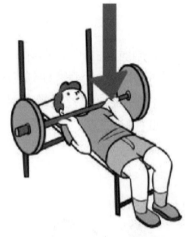

5. 使兩直臂向兩側張開，兩臂慢慢彎屈，槓鈴垂直落下，下降至最低處時，即做上推動作。

　　通常情況下，槓鈴訓練要本著多樣性的原則進行。不必刻意固定每次鍛鍊的次數和組數以及動作的安排。但對於初期訓練者，抬舉次數應控制在 6～8 次，槓鈴重量以自己體重的25％為宜；若少於 6 次，說明只有輔助肌參加了運動，而主肌還未完全疲勞；多於 8 次，身體的其他部位也將進入有氧運動狀態。如果按每組 8 次計算，鍛鍊的組數最好超過 10 組，否則無法達到預期的鍛鍊目的。

● 注意事項

首先，舉重的過程中不要把背和臀部拱起或者憋氣，這樣會使肌肉失去控制，是件非常危險的事情。

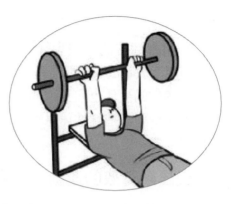

其次，起始時，要把槓鈴的軸線置於胸肌中部，才能讓胸大肌發力。如果槓鈴舉在肩膀上，只能鍛鍊肩部肌肉。

最後，一定要注意將兩肘展開，做臥推時雙臂在體側張開，因而能基本依靠胸肌用力來完成動作。兩肘為寬間距時主要鍛鍊胸大肌，窄間距時主要鍛鍊三角肌。

堅持長跑會讓你擁有超人的耐力

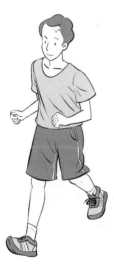

中醫認為長跑能夠很好的訓練耐力，對於大多數長跑訓練者來說，耐力訓練只是一種精神需求，他們最主要的目的是獲得強健的腿部肌肉和提升肩臂部的力量和耐力。為了使男性保持健康，不受損傷，跑得更好，在跑步時需要遵循以下基本原則：

1. 每週跑步的天數不宜超過 4 天，你最好用 3 天進行長跑鍛鍊，而其他 4 天用一些低強度的訓練來代替長跑，如騎自行車或競走。

2. 長跑運動後，有計劃地進行深層組織

按摩。

　　3. 將生活中的一些步行活動融入到長跑運動中,譬如,將晚間散步改成晚間慢跑等。

　　4. 讓你的生活也和長跑鍛鍊一樣規律,其實日常生活中,通過學習創造性地休息和放鬆,能夠使我們的身心得到恢復,變的更加強壯。

最簡單有效的運動——俯地挺身

　　俯地挺身是一項非常簡便而有效的健身方法,標準做法是人俯撐在地上或墊上, 腳前掌支地,身體繃直,雙手相距比肩稍寬,然後以手臂力量屈伸肘關節,帶動身體一起一伏。

　　其關鍵要保持身體始終繃直,身體下落時,除了雙手和腳掌支地外, 其他部位不可觸地。俯地挺身尤其能增大上肢、肩帶和胸大肌的力量。此運動連續次數多時對心血管系統等均有較大的促進作用。

專家寄語

　　男性在運動的過程中可以利用牛奶代替水為身體補充水分,英國拉夫巴勒大學運動學院的研究人員發現,牛奶能使身體保持水分的時間比大家熟悉的一般運動飲料要長4倍。當人體出汗時,體內的鈉、鉀等鹽

離子會大量流失，而牛奶中也含有這些營養，所以攝入適量的牛奶可以有效解決這些問題。除此之外，牛奶中還含有一定的糖、蛋白質和脂肪，這些物質代謝較慢，因此，可以使水分在體內停留更長時間。所以牛奶對於運動者和關心自身健康的人來說，是相當不錯的選擇。

中年男性中醫運動養生

男人進入中年時期後，事業開始有聲有色，家庭上也開始有老有小，肩上的擔子明顯重了起來。此時，身體各項生理機能慢慢開始衰退。有觀專家指出，男性基礎新陳代謝率過了30歲以後，每年平均降低1％～2％。體力逐漸下降，肌肉逐年萎縮，身體開始發福。

進入中年，很多男性發現平時同樣吃一碗米飯，體重卻無緣無故增加了5公斤左右，這是因為，人到中年時身體的新陳代謝率會減少560～1120焦，這也就是為何中年人容易發福的原因了。還譬如，在20歲時你用5分鐘時間跑完1500公尺，身體絲毫沒有不適的感覺，可是到了35歲，不僅無法在5分鐘內跑完1500公尺，而且會有強烈的憋氣感，這是因為肺通氣量也在呈下降趨勢。

針對以上特點，中年男性運動養生要有一定的針對性。若進行長跑，跑步之前的準備活動就要做充分才好。鍛鍊仍應隔天一次，每次進行5～30分鐘的心血管系統鍛鍊（慢跑或游泳），強度不像20歲時那樣大。進行20分鐘增強體力的鍛鍊，與20歲時相比，試舉的重量要輕一些，但

做的次數可多一些。5～10分鐘的伸展運動，重點是背部和腿部肌肉。對此，中醫建議中年男性，最好在運動前找一個專業的健身教練給自己做一次全面的體能測試，然後根據測試結果為自己量身訂製一份「運動處方」，這才能真正做到有針對性。

熱身運動不可缺少

熱身運動的基本概念是喚醒肌肉，讓身體知道我們即將要進行操練，主要以跑步的方式為主。熱身運動不應太劇烈，應保持一定心跳頻率，以達到喚醒身體肌肉，令心肺進入準備狀態的效果，時間可持續15分鐘左右。在熱身期間，你可以和一起鍛鍊的夥伴進行交談，這並不會妨礙熱身運動效果。

高強度運動要逐步進行

對於中年男性運動的強度應逐步增加，這樣才能使身體逐漸適應，不受到傷害。專家給出以下幾組高強度運動的方法：

● 收腹舉腿

【練習方法】身體仰臥躺在斜板上，兩臂伸直，雙手握住頭後的支撐物，上體固定不動，雙腿伸直向上做收腹舉腿運動。兩腿儘量貼近胸部再放下，再舉腿，依次進行。

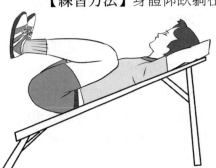

【要求】斜板固定的

角度可根據自己的體能狀況，如腰腹力量較好，斜板的坡度可大一些，反之就調小些。收腹舉腿時，兩腿伸直，膝蓋不要彎曲；腿放下時，速度減慢，可拉伸腹部肌肉。每一組做10～15次，做完後休息1～2分鐘，再做下一組練習，可做2～3組。每週做2～3次。

【作用】提高腰腹肌力，擴展胸部，增強呼吸功能。

● 仰臥兩頭起

【練習方法】平躺於地板或床上，兩腿併攏自然伸直，兩臂於頭後自然伸直。起坐時，兩腿兩臂同時上舉下壓，向身體中間靠攏，以胯為軸使身體

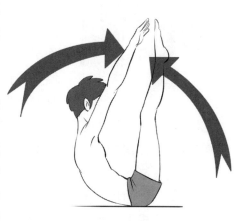

形成對折，然後恢復原狀，再繼續做兩頭起的運動。每組連續做10～15次，每次練習做2～3組，每週鍛鍊3～5次。可利用早晨起床後或進行其他運動後，以輔助練習進行鍛鍊。

【要求】兩頭起坐時，四肢要自然伸直，不要彎曲膝蓋，要同時動作，不要有先後；兩頭起時吸氣，腿放下時呼氣，不要有意憋氣。初練時，協調性可能較差，手腳不能同時起或對折角度小（手腳碰不到一起），但隨著時間的推移，可使動作做得標準到位。

【作用】增加腰腹力量，提高身體的協調性。

● 柔韌性鍛鍊可以幫助減少脂肪囤積

柔韌性鍛鍊主要是針對腿、腰部位的拉伸，這樣不僅

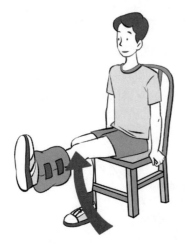

能保持各個關節的靈活性，還能有效減少脂肪的形成。

【練習方法】第一步，身體直立一腿支撐（體質較弱的可扶支撐物），另一小腿綁上沙袋或別的重物，做前踢腿動作，踢的高度應與上體形成直角，踢5～10次後，再換另一腿繼續進行。第二步，向身體側方踢腿，向側方踢的幅度越大越好，踢5～10次後，再換另一側腿踢動，各交換3次。 第三步，坐在高凳上，腳勾住啞鈴或掛上其他重物，或在小腿上綁沙袋，上體自然略含胸，兩手扶於高凳兩側，不負重的腿自然下垂，負重的腿做屈伸運動，屈伸10次後換另一腿進行，兩腿交換3～4次。

【要求】做前踢、側踢腿時，腿要伸直，不要彎曲膝蓋，保持上體不動；做高凳屈伸時，上體不動，以膝關節為軸做屈伸運動。

【作用】主要是對小腿和大腿的肌肉進行拉伸訓練。

● 不可缺少的心肺鍛鍊

增強內臟機能的訓練可以由慢跑來進行，一般做30分鐘左右的慢跑即可。當然，騎單車鍛鍊也是不錯的選擇，不過相對於慢跑來說，騎單車的訓練時間可能要增加15分鐘左右。假如上班的地方與住所之間的距離不是很遠的話，建議中年男性也加入時尚的「步走族」或「單車族」，在交通擁擠的今天，這兩種上班方式不僅可以節省時間，而且還是鍛鍊身體的好方法。

步行對於現代的上班族而言已經很少見了，然而，步行對於人體的健康卻有不可替代的作用。除此之外，騎自行車也能起到鍛鍊心肺功能的作用。

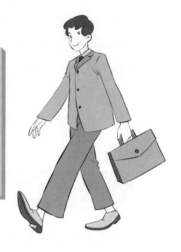

 專家寄語

所謂的整理運動，就是當全部鍛鍊項目結束後，仍需進行的一些輕度拉伸或慢走運動，因為突然停止運動可能會給心臟造成過大員擔，從而給身體帶來傷害。因此，整理運動也是每次運動後必不可少的。

運動專家提醒您注意以下幾點：

第一，養成健身的良好習慣，將它作為一種生活方式，活到老練到老。

第二，40歲以上的男性，骨骼已經完全停止增長，而且骨骼中的鈣會慢慢減少，因此在運動中一定要注意對膝、踝箅部位的保護。

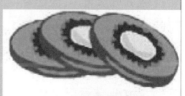

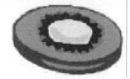

第三，晚上十點後切

勿進行運動，因為科學證明，人的黃金睡眠時間是22點
到第二天凌晨２點，把鍛鍊放在晚上10點之後引起神經
興奮會影響睡眠和第二天的精神狀態。

最後，保證身體的健康，要從各個方面做起，在運
動的同時，也要注意飲食的規律性和營養性。

更年期男性中醫運動養生

專家認為男性也有更年期，在這一時期，不論從生理
還是心理上都會出現很大的變化，這一階段的自我保健不
容忽視，如若調節不當，會造成較嚴重的健康問題。

相關醫學專家介紹：男性的更年期一般在50歲～60
歲，期間由於大腦功能、生理功能的衰退，部分男性會出
現心悸、乏力、失眠、頭暈目眩、腰酸背痛、忽冷忽熱、
心情煩躁、顏面潮紅、記憶力減退等症狀。而處於這個年
齡段的大部分男性還在工作，處於人生的繁忙期，工作和
家庭的壓力致使很多人忽略了更年期的存在，對於這個期
間身體上的變化也往往缺乏關注，這就為進入老年後的身
體健康帶來了不良的隱患。

處於更年期的男性，在生活各個方面都要加強注意，
注意克服吸菸、酗酒等不良習慣，注意飲食的科學性和營
養性，更要有意識的增強身體鍛鍊。50歲以上的男性不能
完全像年輕人那樣鍛鍊，應該從身體負擔小且易於學習的
簡單方法做起，最好將有氧運動與力量練習結合起來。有
氧運動如散步、慢跑、健身舞、游泳等，力量運動可以做

做啞鈴和槓鈴等器械練習。

最適合你的健身運動——游泳

中醫學認為：人體五臟六腑、四肢百骸、筋脈皮骨，是一個密切聯繫、統一協調的整體。經脈是人體氣血運行之路，它有決生死、處百疾、調虛實的重要作用。經常游泳的人，四肢在水中運動，由於壓力和阻力原因，不僅能對心臟、心肌進行很好的鍛鍊，而且對中樞神經系統、心血管系統、內分泌系統、呼吸系統及消化系統正常進行起到很好作用。

男性進入更年期後，再也不像年紀輕輕的小夥子，可以隨時隨地進行任何運動了。中老年男性的骨骼更加脆弱，很容易患骨關節病，由於很多陸地上的運動不再適合做，此時，游泳便是最佳的運動方式。

此外，由於更年期男性處於人生的一個特殊階段，他們失去了年輕時的生龍活虎，但也還不具備老年人的平和

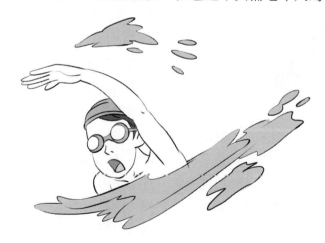

心態，因此，進行游泳運動則可以磨練毅力，陶冶情操，在日常生活中，不管遇到什麼煩惱事，一旦進入水裏，就一心一意享受水帶來的樂趣，將一切煩惱拋到一邊，出水後，會感到情緒高漲、精力充沛，有效幫助更年期男性順利地走向老年階段。

隔三差五，結伴登山去

週末時，常看到很多中老年人結伴去登山。近年來，登山已經成為一種時尚的健康運動。相對於其他有氧運動，登山則更適合中老年人。據健康專家介紹，登山有很多好處：可以增強體質，提高肌肉的耐受力和神經系統的靈敏性。在登高的過程中，人體的心跳和血液循環加快，肺部通氣量和肺活量明顯增加，內臟器官和身體的其他部位的功能一樣得到很好的鍛鍊。登高還有助於防病治病。

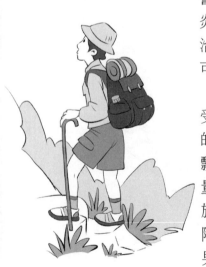

譬如，對於患有神經衰弱、胃炎及氣管炎等慢性病的患者，可以一邊進行藥物治療，一邊進行登山鍛鍊，取得的效果可是雙倍的哦。

此外，生活在都市中的人們，在享受快捷便利生活的同時，也面臨著污染的侵害，山林地帶空氣清新，大氣中的飄塵和污染物比平地少，而且陰離子含量高，置身在這樣的環境中顯然是有利於健康的。登山還可以磨練人的意志，陶冶人的情操。對於心煩氣躁的更年期男性來說，既是很好的鍛鍊方式，也是

不錯的減壓方法。但健康專家提醒你：對於初試者，登山的強度不宜過大，一般每週鍛鍊3～4次為宜；而且爬山一般選擇清晨為好。運動時要注意補充水分，在滿足解渴的基礎上再適當多飲些水，或者在運動前一次性飲水400～600毫升，這樣就可以減輕運動時的缺水狀況了。

　　像其他任何一項運動，登山也是個循序漸進的過程，切不可盲目增加運動強度，否則不僅不能促進身體健康，還會給健康帶來危害。

慢跑帶來的慢生活

　　步入更年期後，面對繁忙的工作和生活，有些男性可能有明顯的「心有餘而力不足」的感覺。放慢速度是更年期男性運動的最基本原則，而慢跑則是最適合的簡便易行的運動。怎樣的跑步才是健康跑呢？答案是放慢速度的跑步。不同的跑速對心腦血管的刺激是不同的，慢速跑對心臟的刺激比較溫和，因此，最適合中老年人。在很多健康專家對慢跑的研究中，發現慢跑不僅可以防治關節炎，還能健壯骨骼。

　　美國科學家謝洛克在磁共振成像設備的幫助下，觀察了馬拉鬆運動員的膝關節。他發現，運動員即使在完成了數十公里的長距離慢跑後，也很少出現軟骨組織異常和積液現象，而膝關節的這種損傷的現象卻在短距離快跑者那裏發現了。所以能得出結論：慢速的長距離跑步能幫助保持健康強勁的膝關節。

　　據另一項研究證實，慢跑還能使骨骼「年輕」。日本千葉大學醫學院對千葉縣 3 個慢跑團體的 41 名年齡 30

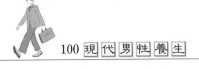
·

歲～80歲的會員進行了追蹤調查，發現慢跑者的椎骨、股關節、腿骨和臂關節等部位的骨骼密度均比不運動者高40％左右。而就更年期男性而言，在一週內慢跑的距離越長，他的骨骼密度就會越高。

專家寄語

　　不要以為更年期是女性的專利，男性的更年期也同樣存在。此時，需要更年期男性自己認識到健康的重要性，同時也應明白運動養生的必要性。緩慢和低強度是這一階段男性運動的關鍵詞，比如長期堅持慢跑，不僅可以使你放慢生活的速度，更好地適應更年期帶來的身體變化，還能對保持身體健康和延緩衰老起到一定的作用。

老年男性中醫運動養生

　　老年男性大多數都已經退休了，其子女都長大成人、離開父母獨自生活，屬於老人們自己的時間越來越多。專家認為，老年男性隨著年齡增加不僅心肺功能降低，而且運動器官也逐漸衰退，如肌肉萎縮，興奮性降低，速度減慢，骨質鬆脆等。另外，老年人聽覺、視覺、觸覺、平衡器官功能也減退，表現為反應緩慢、靈敏度低、協調性差等。

　　根據老年人的這些身心特點，決定了老人們所選擇的

運動項目和確定運動強度，老人應當根據自己的實際身體狀況選擇適合自己的鍛鍊方式，最好是強度比較弱的有氧運動。如太極拳、散步、跳舞等等，在運動過程中，要及時關注自己的身體感受，如感不適，應立即停止運動並就醫。

強身健體太極拳

早在《黃帝內經・素問》中就提出：「其病多痿厥寒熱，其治宜導引。」漢代名醫華佗創編了「五禽戲」作為健康運動，他的理論是：「人身常動搖則穀氣消，血脈通，病不生，不猶戶樞不朽是也。」

太極拳是一種非常適合老年男性的運動，其動作平衡緩和。練習太極拳，除全身各肌肉群、關節需要活動外，還要配合呼吸及意識活動。這樣對中樞神經系統起了良好的影響，從而給其他系統與器官功能活動的改善打下了良好的基礎。因而使太極拳成為老年人的一種重要的健身和防病運動。

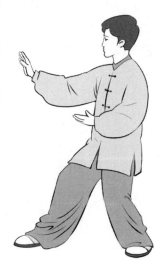

在運動中如果加之音樂伴奏練習，還能起到陶冶情操的作用。而且，行拳不受場地、地點、時間、人數多少等限制，可以因地制宜，因時間而異，隨時隨地鍛鍊，十分方便。

有關專家曾對長期練習太極拳的老人和不運動的老人做了比較調

查，結果發現練習太極拳有很多益處：首先，能夠促進血液循環，增大肺活量；其次，增強身體的平衡能力和大腦的調節能力；第三，對肌肉和骨骼有很好的保健作用；最後，還能增強機體新陳代謝，起到延緩衰老的作用。

簡單好做的床上運動

老年男性可以學習做一些簡單的床上運動，不僅能起到很好的養生保健功效，而且還能使心情格外愉悅，精神也格外清爽。

● 動作一：滾動腰

兩腿彎曲，兩手緊抱雙膝，上身儘量放平，兩腿先向左傾斜，使腰部在床上左右滾動。可以逐步加大傾斜度和滾動力度，做 7～8 次。

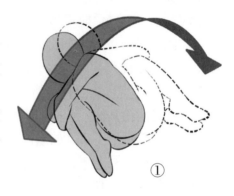

①

● 動作二：顫抖四肢

將四肢同時抬起，與腹部形成直角，形成四肢同時向上的姿勢，之後適度顫抖四肢，以促進血液循環。

②

● 動作三：伸懶腰

　　兩臂伸直舉過頭頂，兩腿夾緊形成一字形。用力伸展四肢，使全身關節特別是腰椎舒展開。做5～6次直挺動作後，再次兩臂拉開，兩腿叉開使身體形成「大」字形，向兩側伸挺5～6次。

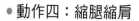

③

● 動作四：縮腿縮肩

　　四肢緊貼床面，身體形成「一」字形仰臥。向上提縮左腿同時向下縮左肩，向上提縮右腿的同時向下縮右肩。提縮腿時應以縮胯帶動腿動作的完成。

● 動作五：高抬腿

　　先緩緩抬起左腿與腰成直角後緩緩放下，再抬右腿放下，然後雙腿同時抬起，各做5次左右。

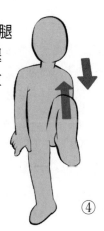

④

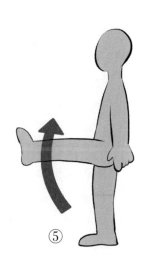

⑤

●動作六：仰臥起坐

本動作要靠腹肌的抽動力來完成，如果坐不起來，可先用揮動雙臂來帶動上身立起坐下。做這一動作，如果腹肌力強，雙手可背托腦後或平放在床上。根據自己身體情況可做5～10次。

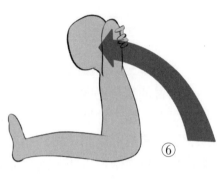

⑥

老年男性在做完這套床上運動後，就會感到身體已經被喚醒了，此時再穿衣下地，開始新一天的生活，就會發現：拉開窗簾，不僅是新的一天，而且身體也是一個全新的健康狀態。

專家寄語

加州大學的研究者發現，和慣於久坐的生活方式比較，經常進行中等以上強度的體育鍛鍊可以顯著降低前列腺增生和尿道感染的風險，風險降低幅度可達25％。以上兩種疾病是老年男性的常見疾病，一般認為與年齡、遺傳、雄激素和雌激素水平有關。研究者指出，運動可以起到一定的保護效應，該保護效應可能與改善心血管系統的健康水平相關。因為代謝綜合徵和心臟病的患者更容易發生前列腺和尿道感染。而代謝綜合徵與全身炎症和氧化壓力相關，運動卻可以減少體重、增加血流，使血脂恢復正常、預防心臟病，從而減輕了心血管疾病導致的尿道感染症狀。

癱瘓老年男性中醫養生運動

有些老年男性受年齡限制，或是疾病纏身，無法像那些腿腳靈便的老人那樣可以出去散散步、打打拳。在這些癱瘓老年男性養生運動的問題上，中醫認為需要關注的問題還是比較多的。

癱瘓老年男性運動養生的注意事項

中醫認為在合理營養的同時更要關注鍛鍊，針對癱瘓老年男性運動的特點，健康專家提出了以下注意事項：

● **不要急於求成**

癱瘓老年男性對體力負荷適應能力差，因而在運動時應有較長時間適應階段，一定要循序漸進，切忌操之過急。

● **不參加激烈的競賽項目**

癱瘓老年男性參加運動項目，應本著重在參與、健身的目的，不要爭強好勝，與別人進行激烈競賽，因為極易發生摔倒或碰傷等意外。

● **不宜過度搖晃頭部**

癱瘓老年男性不宜做低頭、彎腰、仰頭後側、左右側彎等動作，更不要做頭向下的倒置動作，因為這些動作會使血液流向頭部，而癱瘓老年男性血管壁變硬，彈

性差，易發生血管破裂，引起腦溢血。當恢復正常體位時，血液快速流向軀幹和下肢，腦部發生貧血，出現兩眼發黑、站立不穩，甚至摔倒。

● 勿讓身體旋轉搖擺

如果四周沒有支撐物，切勿讓身體旋轉搖擺。癱瘓老年男性的協調能力和平衡能力都很差，肢體移動遲鈍，旋轉和搖晃容易發生意外。

選擇適合癱瘓老年男性的運動方式

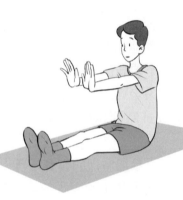

● 運動一

1. 坐在床上，兩腿伸直併攏，腳尖朝前，雙臂伸直，雙手掌心朝腳尖方向做推的動作。

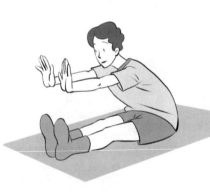

2. 上身前俯，向外呼氣，雙手應儘量向腳尖方向推，推到不能再向前時，保持姿勢3秒鐘，收回手掌，並吸氣。連續往返30次，每天早晚各做1遍。

【功效】這個動作可以起到按摩內臟、調理腸胃功能的作用，可以預防和治療消化系統、心血管系統的疾病。

● 動作二

1. 雙腿盤坐在床上，雙手掌放在膝蓋上，雙目微閉，舌舔上腭，以腰部為軸，慢慢旋轉，旋轉時腰部要儘量彎曲，上身前俯。

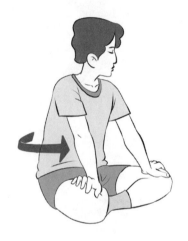

> 此動作應比較輕柔，不要猛然用力，在身體前傾和旋轉的時候，要根據自身平衡情況靈活把握幅度，不要使身體失去平衡。

2. 先自右向左旋轉 30 次，再自左向右旋轉 30 次，每旋轉 1 次約 25 秒鐘，全部完成約 30 分鐘左右，一般在睡前進行。

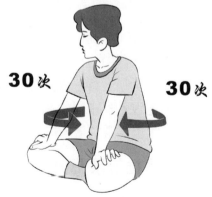

【功效】這個動作可以調節大腦，對神經衰弱、消化不良、便秘、腸胃炎等疾病有預防和治療作用。

對於常年癱瘓在床，根本無法動彈的老年男性來說，可以用棉布縫製一個長約1公尺、直徑約35公分的布口袋，用棉絮或海綿填充好，做成一個橢圓形的長枕。睡眠時應側臥，雙臂抱枕，長枕下段可墊在大腿下面。這樣可使老年男性睡眠良好，還可使肩關節拉開，

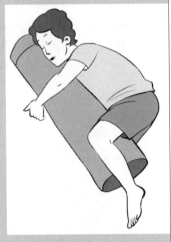

減輕上肢關節的「晨僵」現象，預防和治療關節炎。

男性春季中醫運動養生

中醫講究五行，即「金、木、水、火、土」，而春季則屬於五行中的「木」，人體五臟的「心、肝、脾、肺、腎」，對應五行，因此肝也屬木，肝臟與木的物性是一致的。這也就是中醫上講「春季護肝」的由來。男性中醫運動養生也應遵循這一規律。

運動的環境很重要

中醫學認為，春天的陽氣在樹林、江河、湖邊的空氣裏尤其旺盛，這些地方富含著一種負氧離子，它有止咳、

消除疲勞調節神經、降壓、鎮靜等功效。因此,走到室外,多與大自然接觸,迎接春季和暖陽光,是春季健身的要點。

男性春季養生應為自己制定良好的運動計畫,然後按照這個計畫在清新的環境中進行。

選擇運動的時間和天氣

在很多人的意識中,晨起鍛鍊是最恰當的。然而眾多科學研究表明:傍晚是室外運動的最佳運動時間。

對於人體來講,一天中,人體血小板的含量是有一定變化規律的:下午和傍晚的血小板量要比早晨低20％左右,血液黏度降低6％,早上運動容易造成血液循環不暢和心臟病發等問題,下午以後這個危險則降低很多。而傍晚時分,人體經過了大半天的活動,對運動的反應最好,吸氧量最大,運動效果也更明顯。

不要選擇霧天運動

中醫認為,我國大部分大中城市中都存在著污染問題,因此,健康專家建議進行室外鍛鍊的人群,最好選擇在天高氣爽的晴天去運動,而霧天最好不要外出。

這是因為霧對人體的健康危害很大,據一項調查顯示:空氣品質在霧氣繚繞時下降最為明顯。由於霧珠中含有大量的塵埃、病原微生物等有害物質,在霧氣中鍛鍊,人的呼吸隨運動量的增多而加速、加深後,霧氣中大量的有害物質會進入人體內。

因此,暖洋洋的大晴天傍晚是男性運動的最佳時間。

運動前要先熱身

很多男性在運動的時候喜歡直接進入主題，其實熱身運動對於整個運動的效果和影響是巨大的。對於春季健身來說，這一點尤為重要。因為冬季帶給我們的除了寒冷還有僵硬：身體各器官如內臟、肌肉的功能都處於較低水準，骨骼和韌帶更是僵硬得很，貿然彎低身體、高踢腳尖，甚至是扭腰屈腿等，都容易造成運動損傷。

尤其是從事跑步、打球等劇烈的運動前，「熱身運動」更是少不了。

選擇適合自己的運動項目

科學研究告訴人們，春天確實適合進行運動鍛鍊，尤其是戶外健身活動的好時節。然而，在乍暖還寒的早春季節，受氣溫和人體自身因素的影響，身體各器官的功能包括肌肉功能尚處於較低的水準，肌肉和韌帶也都比較僵硬，因此鍛鍊應當適度，節奏比較慢且宜選擇運動量不大的運動方式。比如：

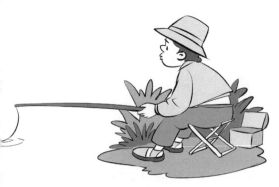

●悠哉遊哉的垂釣樂

寒冬一過，釣魚愛好者就會興奮起來。的確，春天是垂釣的好季節。釣魚具有體育運動的某些共性，但又不同於一般的運動項目。垂釣能使緊張的情緒鬆弛，使過度疲勞的

大腦放鬆。釣魚是一種動靜結合的運動，具有很強的趣味性和娛樂性。專家認為，經常參加釣魚運動可以提高反應能力，保護和恢復視力，使人心靈手巧。

●騎著單車去春遊

騎自行車可以說是一項集娛樂和鍛鍊於一身的運動項目。週末時分，蹬著心愛的單車，到郊外進行一次春遊，邊走邊觀看春意盎然的美景，可謂是都市人放鬆心情的好方式。如果你本著騎車健身的原則，就可以快一點；如果你本著旅遊觀光的原則，就慢一點。

當然，健康專家建議你：如果想利用騎車健身，那至少要堅持一個小時以上。總之，快慢由你，收穫健康的身體和快樂的心情才是最為重要的。

●大汗淋漓不可取

很多男性在運動後，總會以人出汗多少來衡量運動的效果，其實不然，在氣候溫暖的時候，出汗多一些絕對是有好處的，但春季的溫度還比較低，出汗過多容易讓毛孔擴張，涼濕之氣乘機侵入體內，容易使身體受風寒而著涼感冒，影響身體健康。

同時，中醫還認為汗與心和血有莫大的關係，一定量的流汗能起到排毒作用，但如果汗液排泄過多，則會帶走體內一些珍貴的微量元素，會耗人心血、損人陽氣。因此，春季鍛鍊不宜出汗過多，剛剛冒汗則是運動的最佳狀態，鍛鍊結束後要立即擦乾汗液，換上乾淨衣

物，以防著涼。若不慎感冒了，就要暫時放棄參加體育鍛鍊，應多休息，待感冒痊癒後再進行運動。

專家寄語

　　鍛鍊結束後的「冷身運動」，也是不可少的。運動會加速血液的循環，如果不能以一些節奏慢的簡單運動來幫助血液恢復正常速度，那麼，血液就不能突發性地自動適應身體的變化，這樣會造成血壓猛然下降，心臟供血不足，甚至引發休克和死亡。

　　因此，鍛鍊結束後進行5分鐘左右的慢走，不僅能夠有效地消除運動疲勞，還能使身體各器官在「冷身運動」的幫助下恢復自然狀態。

男性夏季運動養生

　　夏季對於熱愛運動的男性來說是一個莫大的考驗，僅是在太陽底下走了一圈就已經汗流浹背了，要是真運動起來，還不汗流成河嗎？

　　中醫認為，夏季進行鍛鍊，的確存在著這樣一些問題。如果此時頂著烈日，在大於攝氏 30 度的日光下進行長跑，不但無法取得鍛鍊的效果，還可能因此中暑，給身體帶來傷害。因此，我們要調整運動策略來適應炎炎夏日。

運動可在室內進行

在溫度高的夏日，健身房就是更好的運動場所了。利用健身房中器械的輔助加上專業教練的指導，讓運動不再是「又累又熱」的體育鍛鍊，而成為一種時尚的休閒活動。例如：

彈性金屬材料製成的拉伸訓練機，可以在運動前放鬆渾身肌肉，以免運動幅度過大而拉傷，這件健身器械可以說是健身房裏的「熱身運動機」。

跑步機也是健身房的主角之一，它代替了戶外跑步，其所達到的效果相同，還可以自行掌握速度調節，設定時間，十分方便。還有一種名為「登山跑步機」的器械極具特色，只要輸入想爬的山的角度，跑步機便會緩緩抬升，自然而然地形成「人工山坡」，讓你在健身房裏也能自由享受登山樂趣。

室內划船機，它模擬了雙槳、單槳的划船運動，速度由自己掌握，對臂部的肌肉訓練尤有幫助，要知道一雙強健的臂膀會讓男性們大為增色哦。

面對諸多的健身方式，中醫建議此類健身運動不要過量，每週 3 次，每次 1 小時左右就可以了。

男性夏季運動養生要多補水

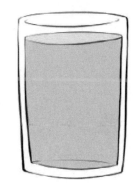

民間有句俗語：「冬練三九，夏練三伏。」這說明了堅持運動的必要性，但在堅持鍛鍊的同時，在夏天一定不能

忘記給身體必要的營養補充，尤其在運動前一定要保證水分的充足。據測定，當氣溫在 32～35 攝氏度時，人體汗液分泌量大大增加。所以盛夏鍛鍊，如不及時補充水分，可因大量出汗引起肌體脫水。

口渴對體液缺乏的反應不夠敏感，憑口渴感任意飲水只能補充出汗量的40％～60％，因此最好在鍛鍊前半小時飲足水（約 500 毫升），在鍛鍊過程中少量多次飲水，解渴後適當多飲，這樣對生理機能和體力改善比較有利。

男性在運動時應避免顧不上飲水，停止活動後暴飲，如果運動後大量飲水，會給血液循環系統、消化系統，特別是給心臟增加負擔，導致更加疲勞。大量飲水的結果只會是出汗更多，而鹽分也會進一步流失，引發身體痙攣、抽搐。

因此，不建議運動後多飲水。此外，運動後也不可過量吃冷飲，否則會使機體出現突然性的內冷外熱而失去平衡，引發胃部的不適感。

夏季運動時間的選擇

我們曾在前面說過，運動的最佳時間是晚上。但對於夏天這個炎熱的特殊季節來說，除了傍晚，早晨和上午這些微涼的時間裏，也比較適合鍛鍊。因為這些時間可以避免發生中暑和日射病。

大家知道，在一般情況下從事體育鍛鍊時，儘管人體不斷產生熱量，但在體溫調節中樞的調節下，由輻射、對流、傳導和汗液蒸發等途徑，使體內多餘的熱量散發掉，從而維持體溫的相對穩定。但是，在氣溫高、濕度大的條

件下運動時，人體的散熱過程發生困難，於是體熱大量積累，體溫急劇升高，可導致中暑。輕者有頭暈、頭痛、心悸、噁心等症狀；重者常出現排汗停止、昏迷、不省人事，如果不及時搶救，常有生命危險。

另外，長時間在陽光下暴曬，腦和腦膜很容易發生損傷，而引起與中暑相類似的日射病。夏天除早晨、上午和傍晚比較涼快之外，其他時間的溫度都很高，特別是在上午 11 點到下午 4 點溫度最高。因此，應儘量選擇在溫度稍低的時間段進行鍛鍊。

專家寄語

　　男性夏季運動養生應保持低運動量、短時間，讓身體慢慢適應炎熱的天氣。尤其要儘量避免在陽光強烈的正午時分到下午兩點期間進行戶外運動，因為這個時間裏紫外線特別強烈，會灼傷皮膚，甚至使視網膜、腦膜也受到刺激。同時，要選擇更容易吸汗的衣服，最好準備一套乾衣服，特別是上衣，運動後馬上換下濕衣服，否則容易引發風濕或關節炎等病症。

男性秋季運動養生

　　宜人的秋季，也是鍛鍊身體的黃金季節，在運動時要針對季節和自身的特點進行鍛鍊。中醫學認為：「春夏養陽，秋冬養陰。」運動也應遵循這一規律，在秋天，運動

量不宜太大，不宜劇烈。秋天鍛鍊不僅能增強體質，增進機體的耐寒抗病能力，提高心血管系統的功能，還能增加大腦皮層的靈活性，保持清醒的頭腦和旺盛的精力。在鍛鍊後，胃液分泌增多，腸胃蠕動增快，可以提高消化和吸收功能。

中醫針對秋季氣候特點，總結了幾大關於適合男性秋季運動養生的原則：

做好充足的準備

對於任何一種運動來說，準備活動都是必須的，因為人的肌肉和韌帶在秋季氣溫較低的情況下會反射性地引起血管收縮、黏滯性增加，關節的活動幅度減小，韌帶的伸展度降低，神經系統對肌肉的指揮能力在沒有準備活動的情況下也會下降。鍛鍊前若不充分做好準備活動，會引起關節韌帶拉傷、肌肉拉傷等，嚴重影響日常的生活，鍛鍊反而成了一種傷害。

鍛鍊之前準備活動都要做，時間長短和內容可以因人而異，但一般應該做到身體微微有些發熱比較好。做完準備活動後，無論進行舒緩或較急促劇烈的活動，身體都能適應，才能達到較好鍛鍊的目的。

運動保護措施應做好

由於秋季身體的特點，因此，每次運動中也要注意運動的方法，除了做好充分的準備活動外，運動的幅度、強度都要重視，不要勉強自己做一些較高難度的動作。健身運動應結合每個人自己的健康狀況來合理安排，每一種運

動都會消耗一部分能量，產生各種代謝產物，並打破身體內原有的平衡狀態。因此，運動後也是需要休息的。

恢復過程實際也是運動的一部分，只有藉由適當的休息、補充營養和理療等方式使機體重新恢復和建立新的平衡，整個身體才能保持健康的狀態。如果只有鍛鍊而忽視休息和必要的恢復練習，不但無法達到健身的目的，還會損害身體健康。

另外，在為自己選擇運動項目上，男性還應根據自己的情況為自己「留有餘地」，對於那些不適宜參加的競技類項目，還是少碰為好。對於中老年男性，還應多進行一些比較柔和的活動項目，即使參加比賽，也不要把輸贏看得太重，量力而行，不要去「拼命」。

為身體保溫防感冒

秋季不像夏季那麼悶熱，也不像冬季那麼寒冷，但是男性在運動養生的過程中卻不可忽視保溫。出去鍛鍊時應該多穿件寬鬆、舒適的外套，等準備活動做完或鍛鍊一會兒身體發熱後，再脫下外衣，免得室內外溫差太大，身體不適應而著涼感冒。鍛鍊後如果汗出較多，在往回走的路上也要先穿上外套，等回到室內再脫去汗濕的衣服，擦乾身體，換上乾燥的衣服。

總之，秋季鍛鍊時切忌「耍單」，熱時就背心短褲上陣，涼時就棉衣厚褲出發，然後等運動汗濕後，再脫下厚衣站在風裏貪涼，這樣最容易感冒了，因此應該儘量避免以上情況。

晨起及晚飯飯後不宜動

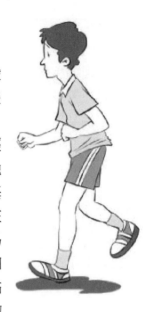

有的人習慣早上起床就先去鍛鍊，練完再吃早飯；還有另外一些人，早上起床急著上班，沒空鍛鍊，於是想晚飯後及時補上。要知道，經過一夜的消化和新陳代謝，前一天晚上吃的東西已經消化殆盡，身體中基本沒有可供消耗的能量了，如果還在腹中空空、饑腸轆轆時鍛鍊，很容易發生低血糖。因此，男性運動養生如果選擇早晨的話，可以在運動前喝點糖水或水果，讓身體得到一些啟動的能量，再去運動會更有利於健康。

晚飯後立即去鍛鍊，不僅無法達到健康的目的，還會給身體造成損傷，這是因為飯後消化系統的血液循環大大增加，而身體其他部位的血液循環就會相對減少，如果馬上開始運動，消化的過程受阻，容易引發胃腸疾病。如果想晚上運動，則可在進食30分鐘之後進行。

專家寄語

我們經常在馬路邊看見男性朋友穿著運動裝長跑，中醫認為這種運動方式並不科學。因為，秋季氣候乾燥，灰土容易飛揚起來，使空氣受到污染，如果在馬路邊跑步，人體肺活量增加，會吸入更多的灰塵

和汽車排出的有害氣體。無形中增加了對身體的損害。所以晨跑和鍛鍊最好選擇在公園等安靜又乾淨的地方進行，切勿貪圖方便而在馬路邊奔跑，對身體健康不利的同時也有一定的危險性。

男性冬季運動養生

冬季是四季中最冷的季節，很多人在這個季節裏不願意運動，而《黃帝內經》中也記載：「冬三月，早臥晚起，必待日光，此冬氣之應養藏之道也。」經現代醫學研究證實：冬季到戶外參加體育活動，身體受到寒冷的刺激，肌肉、血管不停地收縮，能夠使心臟跳動加快，呼吸加深，體內新陳代謝加強，身體產生的熱量增加。同時，由於大腦皮質興奮性增強，有利於靈敏、準確地調節體溫。也就是說，寒冷的冬天還是要堅持鍛鍊的。但是由於天乾寒冷，在冬日鍛鍊前，一定要做好充分的準備活動。

中醫認為，因為冬季氣溫低，體表的血管遇冷收縮，血流緩慢，肌肉的黏滯性增高，韌帶的彈性和關節的靈活性降低，極易發生運動損傷。準備活動可採用慢跑、雙手摩擦或拍打全身肌肉等方法。

健身的場所要通風

進入冬季，很多人覺得戶外很冷喜歡在室內運動。但如果室內人比較多，又不通風，人在安靜狀態下每小時呼出的二氧化碳就有不少，再加上汗水的分解產物，消化道

排出的不良氣體等，會使室內空氣受到嚴重污染。人在這樣的環境中會出現頭昏、疲勞、噁心、食慾不振等現象，鍛鍊效果自然不佳。

因此，在室內進行鍛鍊時，一定要保持室內空氣流通、新鮮。若到室外鍛鍊，遇到氣候條件較差的天氣，如大風沙，下大雪或過冷天氣，都需暫停運動。

選擇合適的鍛鍊時間

按照中醫學的養生理論，冬季宜早睡晚起，所以鍛鍊時間最好在日出後。而經眾多的科學研究數據表明，北方冬季鍛鍊的最佳時間其實是在 14 時～ 19 時。

一般情況下，冬季日出前的地面溫度較低，清晨空氣中釋放出的一氧化碳、二氧化碳等污染物的含量較高。此外，汽車尾氣中釋放了多種有害物質也都懸浮在空氣中，若早起鍛鍊，就會吸入很多的煙塵和有毒氣體。長此以往，達不到健身的目的，反而危害身體健康。

因此，健康專家指出，人體活動是受「生物鐘」控制的，只有按照「生物鐘」來安排作息時間及運動時間，才是對身體有利的。

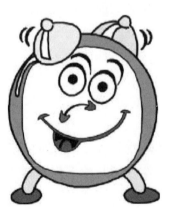

每天的 14 時～19 時之間，室外溫度比較高，人體自身溫度也比較高，體力也比較充沛，很容易興奮，比較容易進入運動狀態。因此，將鍛鍊時間安排在這個時間段裏，才能取得良好的運

動效果。

選擇合適的鍛鍊方法

進入冬季很多人容易長胖，這是由於冬季寒冷，人體的脂肪含量較其他季節有所增長，體重和三圍就會相應增加，這雖然對體型偏瘦者增重有益處，但對大多追求肌肉輪廓、線條和力度的男性來說並不理想。

對於體態臃腫的男性來講，提高鍛鍊的強度和力度，增加動作的組數和次數，同時增加有氧鍛鍊的內容，相應延長鍛鍊時間，用以改善功能，防止脂肪過多堆積是非常必要的。

中醫認為，為了身體的健康和優美體型的保持，我們最好不要向小動物們學習「冬眠」，該運動時還是要運動的。

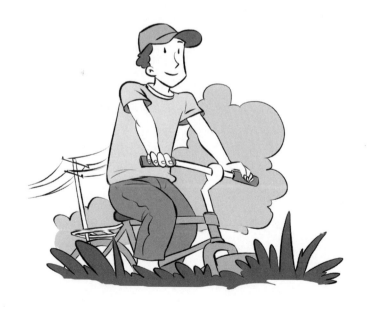

專家寄語

民間有句俗話：「寒從腳下生」，冬季在室外進行活動特別容易感到腳冷。這是因為人的雙腳遠離心臟，血液供應較少，加上腳的皮下脂肪較薄，所以保暖性差，容易感覺寒冷。因此，選擇一雙舒適保暖的運動鞋是冬季健身的必備之物。除了鞋子之外，冬季進行室外運動，開始時要多穿些衣服，且最好選擇質地輕軟、寬鬆舒適的。當做完熱身運動，感覺輕微冒汗後，可脫去一些厚重的衣服。在運動完後，要及時把汗液擦乾，換上乾淨的衣物，切勿貪圖一時的涼爽，而穿著薄衣散熱，這樣很容易引發傷寒感冒。

第四章

男性應懂得的情緒調節

　　我們的生活並不都是一帆風順的，特別是男性。現實生活總是充滿了挑戰，有樂趣也有痛苦，如同歌聲中所描述的那樣：「外面的世界很精彩，外面的世界很無奈。」社會給男性設置的必修課是「出成就」，現在也有人叫「出效益」。但無論是「成就」還是「效益」都不那麼好「出」。於是，常常看見許多男性疲憊不堪，不斷想方設法去尋找機會，只有拼命去「贏」，方能有立錐之地，與女性先天較好的生物特性相比，做男人很不容易。如此，男性的心理問題也日益突顯出來。中醫指出，心理健康直接影響到身體的健康，因此，男性中醫養生中有關心理調節的內容是非常重要的！

男性心理養生最要不得的心態

自古就有「男兒有淚不輕彈」的說法，也有人指出是社會的角色規定性和生物角色規定性在「合謀」折騰著男性，所以男性的平均壽命大大低於女性。可是，無論男性們有多少「難」和「苦」，生活還是要繼續。勇敢面對生活的挑戰，努力適應環境，調整自己的情緒，才是男性們應該做的，這也是中醫所推崇的男性心理養生的基本要素。

永遠都不要用生氣虐待自己

每個人都會生氣，也有人喜歡將「氣死我了」作為一句口頭禪。但是無論在公司還是在家裏，和別人發生了衝突後，男性總喜歡獨自在角落裏生悶氣，那種挫敗感和失落是難以用語言表達的。其實，哪裏有那麼多的氣好生呢？

美國社會學家曾經在一本名為《憤怒，備受誤解的情緒》的書中說：「生氣並不是一種先天性的情緒和行為，而是後天學到的。人們生氣不生氣，是自己決定的。」也就是說，人們的生氣是可以自己控制的。這就是為什麼對於同一件事，有人被氣得暴跳如雷，而有人怡然自得、絲毫不放在心上。所以，只要男性明白生氣是自己和自己過不去，是自我虐待，你自然就不會經常讓自己去「氣死」了，除非你把生氣當做是生活的調味品。

對此，心理學家認為：

● 調整好自己的心理很重要

當男性開始生氣的時候，請首先學會調整自己的心

理，提醒自己不要這麼想。因為，
任何事情都有好或壞的兩面性，只
要好好想想其好的一面就很快能消
除生氣的情緒。另外，還要試著讓
自己延緩發怒。比如如果遇到一件
事情的直接反應就是發怒，試試
看，延緩15秒之後，再以你一貫的
方式爆發；下一次延緩 30 秒，再

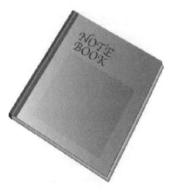

不斷加長這個時間。一旦看到自己能延緩發怒，你就已經學
會了控制。延緩就是控制，多加練習，最後就能完全消除。

●學會寬容地接受對方

　　有些人生氣是因為對方的某些做法，這個時候要明白
其實每個人都有權利成為自己想成為的樣子，而我們沒有
必要要求對方怎樣。

　　如果男性是和自己的妻子生氣了，則更是沒有生氣的
必要，因為妻子畢竟是愛你的，無論她說或做過什麼，都
是從為丈夫好的方面考慮的。因此，在生氣的時候，靠近
你所愛的人，在他們那裏尋找「愛」去中和你的敵意。還
有一種最「笨」的辦法，就是做一份「生氣日記」，記下
生氣的確切時間、地點、事情和一切生氣的行為。你很快
就會發現，若是經常生氣，光是要記「生氣日記」這件麻
煩事就可以迫使你少生氣了。

摒棄抑鬱迎接積極

　　隨著現代男性工作和生活的壓力加大，越來越多的人沒
有時間去互相理解和溝通了。於是，抑鬱的心理便出現了，

也成為影響男性健康的常見的不良情緒。也許是因為失戀，也許是因為別人升職了而你沒有，無論是哪種情況，陷入抑鬱的情緒會一落千丈，即使是平時最感興趣的事情都不能激起他們的熱情，內心苦不堪言，並且常常有失眠、食慾下降，甚至會出現悲觀失望和絕望的情緒，失去生活的勇氣。

心理學家認為，消除抑鬱的最有效方法是改變自己的認知方式，增加思考的靈活性，要客觀地思考問題，不要鑽牛角尖。如果男性感到自己的心情很抑鬱了，那麼可以採用負性的想法，即站在旁觀者的角度上來看待問題，你會發現，抑鬱的你經常這樣思考問題：絕對性思考，即總是以一種極端的非黑即白的方式評估自己。其實，生活中多的是非黑非白介於二者之間的模糊色彩，你又何苦把自己定性呢？

專家寄語

很多感到不快樂的男性都有一些典型的思維方式，比如：

1.主觀臆斷：在沒有事實根據的基礎上武斷地做出消極的結論。什麼都要有事實證據，僅憑今天老闆看你的眼神不如以往熱情，就得出老闆對你不滿意的結論是可笑的。你怎麼知道老闆不是因為今天和太太吵架所以心情不好呢？

2.以偏蓋全：抓住細節部分，對整體做出消極的判斷。斷章取義是陷入抑鬱的最直接原因。考慮事情要全面，不要抓住一點不放，除非你想和自己「較勁」。

3. 個人化：主動把別人的過失、錯誤都歸罪於自己，為別人的不幸和過失承擔責任。有時候「太有良心」會使自己陷入窘境。不是所有和你有關的事情辦砸了，就都是你的錯誤。反省自己是對的，但不要太苛責自己，如果你連自己都不放過，這世界上還有你的活路嗎？

關注男性養生心理「營養素」

　　蛋白質、脂肪、糖、無機鹽、維生素和水等都是我們的身體所需要的營養素，而身體的生長和發育是離不開營養的。中醫認為，良好的心理營養可以幫助男性朋友找到信心和力量，更有利於身心健康。

愛，是男性心理最重要的「營養素」

　　每個人的生命中都需要關愛，男性也是如此。童年時代主要是受到父母之愛，是培養人心理健康的關鍵時期，在這個階段若得不到充足和正確的父母之愛，就將影響其一生的心理健康發育，很多成年人的心理障礙都與童年缺少父母之愛有關。少年時代增加了夥伴和師長之愛，青年時代情侶和夫妻之愛尤為重要。

　　當男性進入中年，社會責任重大，同事、親朋和子女之愛十分重要，它們會使青年人在事業、家庭上倍添信心和動力，讓生活充滿歡樂和溫暖。是老年人晚年幸福的關鍵。

　　在男性的一生中，愛的內容是非常豐富的，它不單指

情愛，還包括關懷、安慰、鼓勵、獎賞、讚揚、信任、幫助和支持等。一個人如果長期得不到別人尤其是自己親人的愛，心理會出現不平衡，進而產生障礙或疾患。

渲泄和疏導，心理健康的第二「營養素」

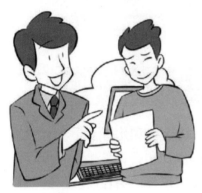

當心理問題出現的時候，無論是轉移還是自我安慰，都是只能暫時緩解心理矛盾的方法。而要求得心理平衡，宣洩則是治本的最好方法。當然這種渲泄應當是良性的，以不損害他人、不危害社會為原則，否則會惡性循環，帶來更多的不快。

比如，當心情壓抑時，可以去踢足球，在運動中發洩；遇到不順心的事對親人和好友訴說，把心裏的不快倒出來，這就是渲泄。與此同時，也希望有人幫助自己解開心裏的疙瘩，或幫助出好主意。渲泄和疏導都是維護心理平衡的有效辦法。心理負擔若長期得不到渲泄或疏導，則會加重心理矛盾進而成為心理障礙。

善意和講究策略的批評，心理健康第三「營養素」

善意和講究策略的批評可以幫助人們明辨是非，改正錯誤，進而不斷完善自己。

一個人如果長期得不到正確的批評，必然會滋長驕傲自滿的毛病，固執、傲慢、自以為是，其實都是心理不健

康發展的表現。但是，過於苛刻的批評和傷害自尊的指責會使人產生逆反心理，嚴重的會使人自暴自棄、脫離集體，直至難以自拔。

所以，當男性遇到這種「心理病毒」時，就應提高警惕，增強心理免疫能力，同時注意平時多親近有知識、有德行、值得信賴的人，這樣就比較容易獲得這種健康的「營養素」。

堅定的理想和信念，心理健康第四「營養素」

信念與理想的力量是驚人的，它對於心理的作用猶為重要。在生命的旅途中，我們常常會遭遇各種挫折和失敗，會陷入到某些意想不到的困境，這時，信念和理想猶如心理的平衡器，它能幫助人們保持平穩的心態，度過坎坷與挫折，防止偏離人生軌道，進入心裏暗區。

寬容的心，心理健康第五「營養素」

人生百態，萬事萬物未必都能夠順心如意，無名火與萎靡頹廢常相伴而生，寬容是脫離種種煩擾、減輕心理壓力的法寶。但寬容並不是逃避，他是豁達與睿智的心態。

專家寄語

保持心理健康的關鍵是要學會自我調適，善於駕馭個情感，做到心理保護上的自立、自覺，主動為自己補充健康的心理營養素。在必要時，也給他人提供能夠讓心理健康的「營養素」。

瞭解男性腦部不同「特區」

男性腦子裏想的事情，或許會使很多女性想不明白。而事實上，對於男性本身的一些想法，事後他們也會對自己當時的一些想法感到不可思議。心理學家認為，之所以出現這樣的情況是因為兩性在腦功能方面的差異，也有專家發現男性的腦部最少有八個顯著的區域，使男性的思維出現了很多令我們難以理解的地方。

男性喜歡競爭的心理——物競天擇區

生活中我們會發現男性那種善於競爭的心理，對於身邊的競爭對手，男性通常觀察敏銳，會很快選擇向對方提出挑戰或逃之夭夭。這種心理是男性腦結構中「物競天擇」區在起作用，他們通常認為，女伴不及自己的能力高才有安全感，不少婚姻破裂的個案皆緣於女性的在婚後成就過強。此外，男性容易因自卑而表面自大，所以「吹

有時男性所表現出來的競爭方式、方法往往是受大腦中「物競天擇」區的影響，這種觀念會影響男性的一些判斷和行為。

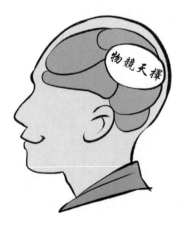

嘘」是必然反應；自誇的念頭常在「不及」對方時大量增加，而一些個性比較強的女性也有此特徵。

逃避個人問題及推卸責任——自我屏保區

很多時候我們會為男性的「避談個人問題」和「推卸責任」生氣，男性自己也不明白為什麼，而心理學家認為這是因為男性腦結構中「自我屏保」區在起作用。男性的腦功能導致他們過分自保，怕自尊受損而不談自己的困擾，當遇上會暴露自己弱點的時刻，大多數男性本能地堆砌一連串藉口來保護自己。反之，女性喜歡藉著傾訴尋找安慰。當被追討責任時男性會產生內疚，極端者甚至有自虐傾向。

> 這與男性喜歡逃避和推卸責任是分不開的，其實就是大腦對人體的自我保護。

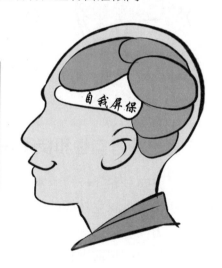

男性的慾望與觀望——性本能特區

心理學家認為，男性的腦功能以「性」為中心，包括性慾望及觀感等，因此在掌管個人的性反應時容易失控。

因為男性在這方面的內在驅動力很強，以致易濫交或用情不專。所以假如男性早期的性觀念未能得到正確引導，日後便容易造成情變或形成不負責任的婚姻。

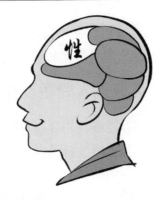

男性的神秘感——神秘特區

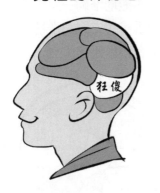

男性最具神秘感的是「狂、傻交替」區域，這項功能促使冒險精神、屢敗屢戰和創作雄心的出現，事業型的男性通常在這個區域的發揮性較強。

男性的方向性和技術性——技術性特區

「方向」和「技術」兩區是男性產生謀生技能的要素。「方向」使男性成為領袖，在逆境中也能很快地適應環境；「技術」使男性對機械等操控自如，故講求精密技巧的工作多由男性來承擔。

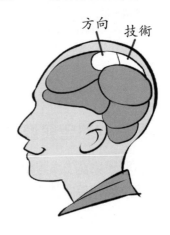

專家寄語

　　說到男性腦「特區」，無論這些「特區」有什麼樣的特點，其實還是靠自己的調控能力，縱然有時想得偏激了，只要保持心態平衡，其實還是很容易解決的。人們通常認為心理平衡就代表著心理的健康，其實這種認識是個誤區。心理健康並不是一種平衡與適應的狀態，它是心理兩極中的中間位置。通常人們把「適應」理解為對周圍環境的順從，把「平衡」理解為內心無衝突。其實這二者都不是心理健康的表現。如果說「平衡」就是健康，那麼一個滿足現狀，沒有追求，不思進取的人，內部就很平衡，因為他不會有挫折感，也沒有衝突，但這不能算是心理健康。如果說「適應」就是健康，那麼現在社會上有的人見人說人話，逢鬼說鬼話，左右逢源，上下討好，這種人也不能算是心理健康。其實，這兩種人只能叫做「沒有靈魂的軀殼」，或者叫做「有教養的市儈」。所以，心理健康說到底是一種人生態度，即以積極的眼光看待世界，看待周圍的事物。

男性心理健康的標準

　　我們說心理健康是一種持續的心理狀態，在這種狀態下當事人有良好的適應能力，具有一定的生命活力，同時還能發揮本身的能力和潛力。那麼，對於男性來講，什麼

樣的心理才是健康的呢？其實，我們沒有一種儀器可以測定心理健康，但如果有一個評測心理健康的標準就能更好地把握住一個健康的心理狀態。對於男性來說，他們是承受著更多壓力和責任的群體，這個標準就顯得更加有必要了。中醫認為，心理健康標準的核心是：凡對一切有益於心理健康的事件或活動作出積極反應的人，其心理便是健康的。心理學界認為，完全符合心理健康標準的人是不存在的，但心理健康卻永遠是人們努力的方向。

作為支撐家庭與社會主體的男性，如果能在日常生活中經常由這個標準來衡量自己的言行，其心理一定是健康的。

瞭解自己才能更智慧

在我們的一生中只有一個人永遠和我們生活在一起，那就是你自己。孔老夫子說過：「知己者明，知人者智。」男性只有瞭解自己，接受自己，才有可能是幸福的，是健康的。瞭解自己的長處，我們會清楚自己的發展方向；瞭解自己的缺陷，我們才會少犯錯誤，避免去做一些自己力所不能及的事情。

面對現實才有大收穫

我們可能沒有出生在一個富貴的家庭，我們的工作可能也不盡如人意，我們的妻子可能也不精明能幹、體貼入微，我們的孩子可能也不聰明伶俐、順從聽話，我們也可能正在遭遇著挫折和磨難……但是，我們只有先正視這一切，接受這一切，在此基礎上，才有改變的可能性。只有認清現實，接受現實，腳踏實地，我們才能有更大的收穫。

與人爲善才能更有分寸

人生活在由他人構成的社會中，就像魚生活在水中一樣，離開了他人的幫助，人將無法生存。有心理學家統計，人生80％左右的煩惱都與自己的人際環境有關。對別人吹毛求疵，動輒向他人發火，侵犯他人的利益，不注意人際交往的分寸，都將給自己帶來無盡的煩惱。

勇於承擔才能更成熟

義大利著名畫家達‧芬奇說：「勞動一日，方得一夜安寢；勤勞一生，可得幸福的長眠」。而逃避責任、逃避工作只能使人感到煩躁和悔恨。

每個男性朋友都有自己的工作，即使在上學的時候也有做力所能及事情的義務，成年男性還要承擔家庭和社會的重擔，在工作中獲得謀生的手段並得到能力的認可。而有些男性也會面臨失業，失業給他們的打擊不僅是經濟上，還是心理上的，它會使人喪失價值感，帶來心理危機。能夠勇敢地承擔責任、從工作中得到樂趣的人，才是真正成熟、健康的人。

控制情緒才能不放肆

情緒在心理健康中起著重要的作用。心理健康者經常能保持愉快、開朗、自信和滿意的心情，善於從生活中尋求樂趣，對生活充滿希望。反之，

經常性的抑鬱、憤怒、焦躁、嫉妒等則是心理不健康的標誌。當一個人心理十分健康時，他的情緒表達恰如其分，儀態大方，既不拘謹也不放肆。

人格完整才能塑造自我

人格是人所有穩定的心理特徵的總和。心理健康的最終目標就是保持人格的完整性，培養出健全的人格。有一則印度諺語說：態度決定行為，行為決定習慣，習慣決定人格，人格決定命運。我們的性格和命運正是由我們自己每時每刻的行動自我雕塑而成。

有家有業才能「萬事興」

家庭和事業是成年男性責任與壓力的源頭。家庭的和睦與事業的成功絕非水火不容，它們的關係是相互促進的，「家和萬事興」，無力「齊家」，恐怕也無力「平天下」。在處理好二者之間的關係時，更應具備一個健康的心態。

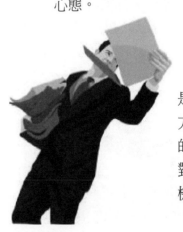

勤奮努力才能「取之有道」

「君子好財，取之有道。」一方面是說以光明正大的方式增加收入，另一方面也是說以一個健康的心態對待自己的私慾。在嫉妒之外，應以一顆平常心對待花花世界裏的誘惑。上天總是會把機會留給那些勤奮而有所準備的人。

專家寄語

　　心理學家普遍認為：人的心理健康是戰勝疾患的良藥。那麼，怎樣才能算心理健康呢？不妨先來看看自己的心理健康狀況是否符合心理健康的八項標準：

　　1. 要有生活的安全感，因為安全感是人最基本的需要。

　　2. 對自己的能力做出恰如其分的判斷，不做超越自己能力的工作。

　　3. 生活目標切合實際，避免產生不必要的挫折感。

　　4. 與外界環境保持接觸，豐富自己的生活。

　　5. 保持個性的完整與和諧，保持良好的人際關係。

　　6. 具有一定的學習能力，以便更新知識結構，少走彎路，以取得更多的成功。

　　7. 能適度地表達和控制自己的情緒。不愉快的情緒必須釋放，以求得心理上的平衡。但不能發洩過分，否則既影響自己的生活，又加劇了人際矛盾，於身心健康無益。

　　8. 有限度地發揮自己的才能與興趣愛好，但不能妨礙他人利益，不能損害團體利益。

男性心理問題等級劃分

　　在眾多的誘惑和壓力之下，男性很容易出現心理問題。對此，心理學家對男性容易出現的心理問題進行了等

級劃分：

第一等級：心理健康狀態

心理是健康的還是非健康的，有沒有一個固定的劃分標準，不少國內外心理學專家根據自己研究調查的結果提出了多種心理健康標準。而在中醫界普遍認為的是從本人評價、他人評價和社會功能狀況三方面來分析，即：

● **本人不覺得痛苦**

即在一個時間段中（如一週、一月、一季或一年）快樂的感覺大於痛苦的感覺。

● **他人不感覺到異常**

即此時的心理活動與周圍環境相協調，不會出現與周圍環境格格不久的現象。

● **社會功能良好**

即能勝任家庭和社會角色，能在一般社會環境下充分發揮自身能力，利用現有條件（或創造條件）實現自我價值。

第二等級：不良狀態

不良狀態是介於健康狀態和非健康狀態之間的狀態，我們也稱為第三狀態。這種狀態通常是正常人處於亞健康狀態的反映。

而此種心理通常是個人心理素質造成的，比如過於好勝、孤僻、敏感等；也有可能和工作或生活壓力過大有關，比如晉升失敗、被上司批評、婚戀挫折等；也有些男性是因為身體狀況不良，比如長時間加班勞累、身體疾病等，其特點是：

● 時間短暫

此狀態持續時間較短，一般在一週以內能得到緩解。

● 損害輕微

此狀態對其社會功能影響比較小。處於此類狀態的人一般都能完成日常工作學習和生活，只是感覺到的愉快感小於痛苦感，「很累」、「沒勁」、「不高興」、「應付」是他們常說的辭彙。

● 能自己調整

此狀態者大部分由自我調整，如休息、聊天、運動、釣魚、旅遊、娛樂等放鬆方式，來使自己的心理狀態得到改善。小部分人若長時間得不到緩解，可能形成一種相對固定的狀態，他們應該去尋求心理醫生的幫助，以儘快得到調整。

第三等級：心理障礙

心理障礙是因為個人及外界因素造成心理狀態的某一方面（或幾方面）發展的超前、停滯、延遲、退縮或偏離。它的特點是：

● 不協調性

其心理活動的外在表現與其生理年齡不相稱，或反應方式與常人不同。如成人表現出幼稚狀態（停滯、延遲、退縮）；兒童出現成人行為（不均衡的超前發展），對外界刺激的反應方式異常（偏離）等。

● 針對性

處於此類狀態的人往往對障礙對象（如敏感的事、物及環境等）有強烈的心理反應（包括思維及動作行為），

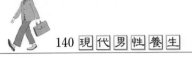

而對非障礙對象可能表現很正常。

● 損害較大

此狀態對其社會功能影響較大。它可能使當事人不能按常人的標準完成其某項（或某幾項）社會功能。

如：社交焦慮考（又名社交恐懼）不能完成社交活動，銳器恐懼者不敢使用刀、剪，性心理障礙者難以與異性正常交往。

● 需求助於心理醫生

此狀態者大部分不能由自我調整和非專業人員的幫助而解決根本問題，心理醫生的指導是必須的。

第四階段：心理疾病

心理疾病是由於個人及外界因素引起個體強烈的心理反應（思維、情感、動作行為、意志）並伴有明顯的軀體不適感。這是大腦功能失調的外在表現。其特點是：

● 強烈的心理反應

可出現思維判斷上的失誤，思維敏捷性的下降，記憶力下降，頭腦黏滯感、空白感、強烈自卑感及痛苦感，缺乏精力、情緒低落而憂鬱，緊張焦慮，行為失常（如重複動作，動作減少，退縮行為等），意志減退等。

● 明顯的軀體不適感

由於中樞控制系統功能失調可引起所控制人體各個系統功能失調：如影響消化系統則可出現食慾不振、腹部脹滿、便秘或腹瀉（或便秘與腹瀉交替）等症狀；影響心血管系統則可出現心慌、胸悶、頭暈等症狀；影響到內分泌系統可出現女性月經週期改變、男性性功能障礙等。

● 內心損害大

此狀態之患者不能或勉強完成其社會功能，缺乏輕鬆、愉快的體驗，痛苦感極為強烈，「哪裏都不舒服」、「活著不如死了好」是他們真實的內心體驗。

● 需心理醫生的治療

此狀態之患者一般不能由自身調整和非心理科專業醫生的治療而康復。心理醫生對此類患者的治療一般採用心理治療和藥物治療相結合的綜合治療手段。在治療早期由情緒調節藥物快速調整情緒，中後期結合心理治療解除心理障礙並由心理訓練達到社會功能的恢復並提高其心理健康水準。

專家寄語

心理疲勞是現代社會、現代人的「隱形殺手」。醫學心理學研究表明，心理疲勞是由長期的精神緊張壓力、反覆的心理刺激及複雜的惡劣情緒逐漸影響形成，如果得不到及時疏導化解，長年累月在心理上會造成心理障礙、心理失控甚至心理危機，在精神上會造成精神萎靡、精神恍惚甚至精神失常，引發多種心身疾患。心理疲勞是潛伏在人們身邊的，它雖不會很快就致人於死地，但達到一定的「疲勞量」，就會引發疾病。下面推薦幾種方法，男性朋友不妨試試：

1. 健康的開懷大笑是消除疲勞的最好方法。

2. 沉默有助於降壓，在沒必要說話時最好保持沉默。

3. 放慢生活節奏，有助於舒緩緊張壓力。

4.冷靜地處理各種複雜問題，做錯了事不要耿耿於懷，要想其實誰都有可能犯錯誤。

5.不要害怕承認自己的能力有限，學會在適當的時候說「不」。

6.對待未來要相信「車到山前必有路」。

男性中醫心理養生法

心理學家認為，我國男性職業化程度比較高，社會壓力大，心理負擔也比較重，其生活品質明顯不如女性。

中醫也在呼籲：男性的健康，誰來關注？除了社會、家人，其實更需要男性自己的呵護！男性在工作中的升遷、貶降、成功、失敗，家庭中的生老病死、婚喪嫁娶，無一不在心理上掀起波瀾。面對這些壓力，如何調適好自己的心情輕鬆面對呢？

中醫認為，男性心理調試最重要的是能正視自己的心理衛生問題，積極尋找解決問題的途徑。當自己被壓力壓得喘不過氣來時，不妨採納以下建議：

放慢一下工作速度

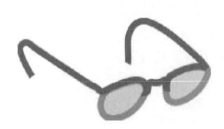

如果你感覺非常緊張，最好立即停止工作，休息一下。合理地安排作息時間，你可能會做得更好。

注意培養良好的心態

加強心理修養，養成自己做心理分析的習慣。可以考慮與心理醫生交朋友，以便經常得到他們的幫助。

正確地評價自己

永遠保持一顆平常心，不要與自己過不去，不要把目標定得高不可攀，凡事需量力而行，隨時調整目標未必是弱者的行為。

處理好事業與家庭的關係

在飛速發展的當今社會，男人需要感受更多的幸福，比如家庭的幸福、事業的順暢。而這也需要男人以寬闊的胸懷、保持愉悅的心情，去將事業和家庭一起做好！

面對壓力要有心理準備

要充分認識到現代社會的高效率必然帶來高競爭性和高挑戰性，對於由此產生的某些負面影響要有足夠的心理準備，免得臨時驚慌失措，加重心理負擔。同時心態要保持正常、樂觀豁達，不為逆境心事重重。

尋找排解壓力的途徑

發展個人愛好和生活情趣往往會在不經意間讓人釋放了壓力、心情舒暢，繪畫、書法、下棋、運動等能給人增添許多生活樂趣，調節生活節奏，從單調緊張的氛圍中擺

脫出來，走向歡快和輕鬆。

專家寄語

心理素質差的男性易走極端，做事不計後果。此類男性多有心理疾患，易引發精神疾病。現代社會決定一個男人成功與否，不全在於其學識多寡，更在於其心理素質。往往決定成功的是個人的心理耐受力。

男性心理衰老重要信號

我們通常將人的年齡分生理年齡和心理年齡，我們也會將心理年齡先於生理年齡衰老的人稱為「未老先衰」、「老氣橫秋」等。其實，這是一種比較籠統的說法，究竟怎樣的人屬於未老先衰，中醫和心理專家對此分析出男性心理衰老的重要信號：

辦事效率低

有些男性原先的工作能力很強，記憶力也很好，而工作一段時間後越來越發現，記憶力明顯下降，易忘事，優柔寡斷，缺少朝氣，做一件事總要磨磨蹭蹭，一拖再拖。

競爭意識退化

有些男性對事業沒有創新思維，常感到空虛乏味，尤其是腦力勞動者，越來越感到力不從心。

很容易自卑

有些男性發現自己不再像以前那樣自信了,通常一個人獨處時,常常會長噓短歎,面對外面的精彩世界,往往感到自己已經落伍了。

反應異常

一方面,有時候對人際關係特別敏感,總覺得家人及周圍的人在與自己過不去,疑竇叢生;另一方面,有時想置身於眾人之外,對發生在自己身邊的事視而不見,反應冷漠。

固執已見

不管做什麼事情,都想以自己為中心,按自己的意願行事。

疏散懶惰,精神不振

常感到精力不支,容易煩躁,睡意綿綿,經常靠喝酒來強打精神。

性格孤僻

喜歡獨來獨往,我行我素。尤其是不願意面對陌生人,常找借口逃避與陌生人接觸。

思維遲鈍

面臨突發事件時,往往束手無策,慌張無主,抓耳撓腮,不知怎麼辦才好。

情緒恍惚

喜歡沉湎於往事的回憶，感情脆弱，情緒「兒童化」，時冷時熱，對那些沒有什麼價值的東西反應興趣濃厚，喜歡嘮叨，又不管他人愛聽不愛聽。

性情急躁

生活中越來越容易感情用事，言行中理智成分越來越少。容易曲解他人好意，聽不進別人意見，不冷靜，一觸即發。

專家寄語

很多男性會在某一階段出現「情緒疲軟」狀態，對此中醫建議男性朋友儘量保持充足睡眠，儘量在晚上10點前入睡；要早睡早起，早晨如能提前進入儲備狀態，就能防止一上班就犯困。中年男性要記得中午適當「充電」，小睡10～30分鐘也利於化解困頓情緒。在飲食上，最好吃清淡些，油膩食物會在體內產生酸性物質，加深困倦；要多吃水果、多喝水，最好是喝綠茶，提神效果遠比咖啡好。此外，這種困乏狀態和人體缺氧也有關，因此，可在室內放些綠色植物，能釋放氧氣、調節室內空氣。

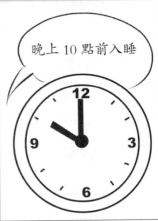

晚上 10 點前入睡

男性不良情緒的調節與控制

　　男性的不良情緒的產生往往都是由日常積累產生，而關於不良情緒的控制卻需要從細節入手。工作或生活中，時常運用以下方式能幫助男性及時調節和控制不良的情緒：

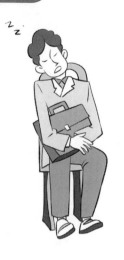

打　盹

　　學會在家中、辦公室，甚至汽車上，一切場合都可借機打盹，只需10分鐘，就會使你精神振奮。

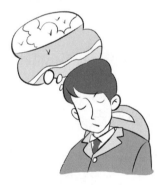

想　像

　　借由想像你所喜愛的地方，如大海、高山等，放鬆大腦；把思緒集中在想像物的「看、聞、聽」上，並漸漸入境，由此達到精神放鬆的目的。

按　摩

　　緊閉雙眼，用手指尖用力按摩前額和後脖頸處，有規則地向同一方向旋轉；不要漫無目的地揉搓。

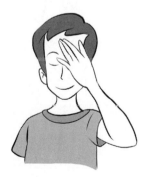

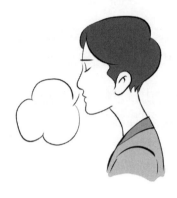

呼　吸

　　快速進行淺呼吸，為了更加放鬆，慢慢吸氣、屏住氣，然後呼氣，每一個階段各持續八拍。

腹部呼吸

　　平躺在地板上，面朝上，身體自然放鬆，緊閉雙目；呼氣，把肺部的氣全部呼出，腹部鼓出，然

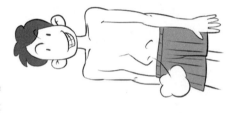

後緊縮腹部，吸氣；最後放鬆，使腹部恢復原狀。正常呼吸數分鐘後，再重複此過程。

打破常規

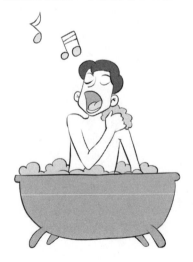

　　經常試用不同的方法，做一些平日不常做的事，如雙腳蹦著上下樓梯，洗浴時唱歌（每天洗澡時，放開歌喉，儘量拉長音調）。由於大聲唱歌需要不停地深呼吸，這樣可以得到放鬆，使心情愉快。

發展興趣

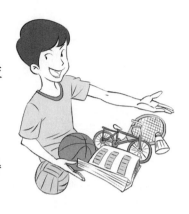

培養對各種活動的興趣，並盡情在活動中享受。

伸展運動

伸展運動可以使全身肌肉得到放鬆，對消除緊張十分有益。

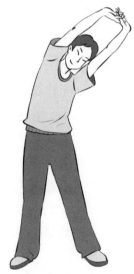

其實，這種伸展運動除了可以消除不良的情緒之外，還可以在日常工作之餘來放鬆身體，好好給自己休息一下。

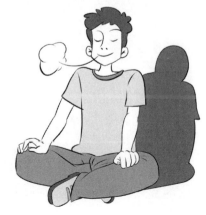

放鬆反應

舒適地坐在安靜的地方，緊閉雙目，放鬆肌肉，默默地進行一呼一吸，以深呼吸為主。

專家寄語

男性自古以來就是與「剛毅」、「勇敢」這些辭彙相聯繫的，其實，男性也有許多心理上的恐懼與擔憂。歸納起來，男性的心理恐懼主要有以下五種：

1. 由於男性在家庭經濟來源中所占的比重較大的情況仍然比較普遍，再加上「掙錢養家」的傳統觀念影響，所以男性的最大憂慮是在職業和工作方面。

2. 對於失去身體健康的恐懼。男性最怕的另一件事就是失去獨立自主的能力，必須依賴別人的照顧，而這種情況，往往是在身體有病的時候容易發生。

3. 很多男性，時常會懷有被人捨棄的擔心。男性在中年之後，往往會害怕被妻子或子女所輕視或離棄。所以，一遇到家庭成員對自己態度不恭，就會反應很敏感。

4. 對子女的不成才產生憂慮。望子成龍的心理，男性往往比女性更為熱切，深恐子女們不能達到他們的期望，形成一種經常性的精神負擔。

5. 男性對自己體力衰退，性能力減弱的擔憂要比女性強烈得多。

要克服上述心理恐懼和心靈的不安，首先，男性要特別注意身體的健康，保持生活正常化和規律化。其次，不要做無謂的冒險，要讓自己的精神處於相對穩定狀態。學習、工作、家庭、鄰里等關係已打牢基礎的前提下，才可以做某種決斷。任何衝動帶來的後果對心理造成的壓力都將是非常巨大的。

第五章

破解男性性愛密碼

　　古代對房事的生理作用有深刻的認識。「男女居室，人之大倫，獨陽不生，獨陰不成，人道有不可廢者。」陰陽整體觀念認為男女交合乃陰陽之道，是天地間第一大道。同時也認識到性生活是人類的天性和生理需要，不適當的抑制性功能，會引起一些病理變化，帶來許多疾病。

　　《千金要方》中說：「男不可無女，女不可無男，無女則意動，意動則神勞，神勞則損壽，若念真正無可思者，則大佳長生也，然而萬無一有，強抑閑之，難持易失，使人漏精尿濁以致鬼交之病，損一而當百也。」正常的性生活可以協調體內的各種生理功能，促進性激素的正常分泌，有利於防止衰老。健康的性生活可以增強夫妻婚姻生活的和諧幸福。那麼，以什麼方式養生才能給男性帶來性健康呢？

中醫闡述男性「性感區」

在性器官以外的一些部位的皮膚，對異性的性刺激敏
感，其敏感性同性興奮保持著反射聯繫，對人體的這些部
位稱之為「性感區」。中醫認為男性「性感區」的意義在
於接受異性性刺激、增強性興奮、促成性行為的發生。而
男性「性感區」和女性有著很大的不同，男性在性生活過
程中比較主動，因此，男性的性感區較為狹窄和集中。中
醫將男性性感區由強至弱分為三部分：

第一部分集中在性器官

包括：陰莖的頸部，即冠狀溝；陰莖系帶，它位於陰
莖頭正下方；陰莖體部的皮膚，特別是沿尿道走行的皮
膚。

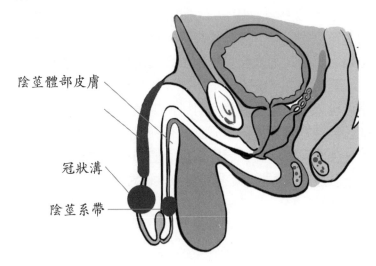

陰莖體部皮膚

冠狀溝

陰莖系帶

第二部分為性器官周圍部分

包括陰囊、會陰、大腿內側等。肛門與陰囊之間的皮膚、陰囊及大腿內側的皮膚在輕柔的觸摸之下都具有性敏感性。這些部位對性刺激的敏感性也比較高，僅次於第一部分。

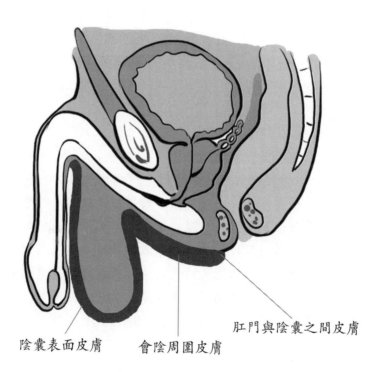

肛門與陰囊之間皮膚

陰囊表面皮膚　　　會陰周圍皮膚

第三部分是胸部的某些部位以及口唇和手指

口唇的性敏感性可以從接吻中得到證明；男性手指的敏感性特別強烈，男性在與女性接觸時，由撫摸女性的身

體，可以產生強烈的性興奮。男性在性生活中的主動性與進攻性，常常是以手指的敏感性作為橋樑的。

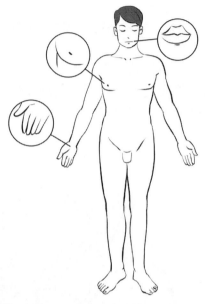

專家寄語

　　老年男性隨著全身各系統的生理性衰老，神經系統的反射性和皮膚對刺激的感受性，也會隨年齡的增長而出現不同程度的衰退。性敏感區皮膚對性刺激的敏感性比年輕時降低，達到性興奮所需要的感覺刺激的閾值也相繼會升高。這些性感區生理特性的變化，可能是老年男性性反應減慢的原因之一。

中醫理論與男性的性反應特徵

　　中醫學研究發現，人類性交的性反應過程主要劃分為四個階段，即興奮期、持續期（平臺期）、高潮期和消退

期，各期都包括全身反應和性器官反應兩方面的生理表現。由於個體有很大的差別，每個人的表現都各有不同，但又有共同性。就男性而言主要表現在以下幾個方面：

興奮期

男性興奮期是性交的初期或前奏，主要是啟動性慾和進行性交的一系列心理準備。啟動性慾可由肉體上或精神上的性刺激喚起，後者包括一些圖片、語言的回憶，特點是啟動較快。

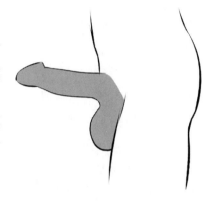

興奮期的特徵為全身肌肉緊張度的增加和生殖器官的充血。在此期中，男性生理表現是心率加快、血壓上升、隨意肌的張力增強，尤其是肢體、頸部、下腹部和骨盆區域的肌肉會發生不自主地收縮甚至顫抖，並出現陰莖因海綿體充血而勃起，睪丸增大並使陰囊壁變厚繃緊，提睪肌的收縮會使睪丸向恥骨方向提升。

上述性緊張的程度與性器官的充血反應不一定是平行發展的，在肌肉緊張度增加時，勃起的硬度還可能減弱。性興奮的過程長短不一，短的為2～3分鐘，長的為數十分鐘，甚至數小時。

持續期

持續期是興奮期向性高潮的過渡，也可說是性高潮的準備期。如果喚起性興奮的刺激繼續存在，並有足夠的強

度，生殖器官的充血和性緊張會穩定在一個較高的水準上，並繼續進一步發展。此期中血管的充血程度較興奮期更強。

此時表現為陰莖頭更為增粗，顏色加深；睪丸進一步增大，可較興奮前增大50～100％；陰囊收縮，睪丸更為上提，並抵住會陰，預示逼近射精；尿道口有少量黏液溢出，此為尿道球腺分泌液，其作用為濕潤尿道，為射精時更有效地利用精液做好準備。

隨著持續期內性緊張繼續增強，隨意肌和非隨意肌的張力繼續增強，面肌、肋間肌和腹肌都可出現輕度痙攣性收縮，並表現為呼吸加深加快、心跳加速、血壓升高，最後可出現全身性肌肉強直。

本期尚有少數男子出現性紅暈，即可在前胸、乳房出現斑點狀充血性皮疹，有時也見於臀部、背部和面部。本期持續時間為30秒～3分鐘。

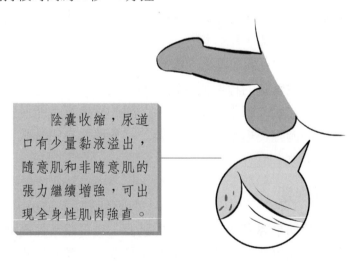

陰囊收縮，尿道口有少量黏液溢出，隨意肌和非隨意肌的張力繼續增強，可出現全身性肌肉強直。

高潮期

高潮期為持續期末,若有效的性刺激繼續進行,性緊張性更加增強並向高潮發展,甚至達到一定的水準,觸發性高潮的到來。

男子性高潮的生理反應,首先是附睾、輸精管、精囊腺、前列腺和射精管開始一系列收縮,使上述器官的精液聚集於尿道的前列腺部,同時尿道內括約肌收縮、痙攣,防止精液逆行進入膀胱,而外括約肌鬆馳;接著為射精動作,即由前列腺、會陰部肌肉、陰莖體協調地、有節律地收縮 2~4 次,每次間隔 0.8 秒,以後再放慢收縮若干次。

此期中男女均有強烈的全身性反應,表現為肌肉的隨意性控制喪失或減弱,發生不隨意收縮和痙攣,肢體顫抖,呼吸頻率可高達40次/分。此期為男性性生活中進程最短的階段,一般僅持續數秒。

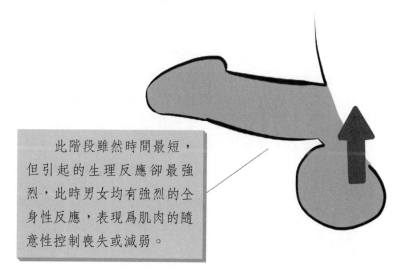

此階段雖然時間最短,但引起的生理反應卻最強烈,此時男女均有強烈的全身性反應,表現為肌肉的隨意性控制喪失或減弱。

消退期

消退期係指高潮期過後，興奮期至高潮期中身體所發生的生理變化的消除過程，也正好是興奮期和持續期變化的相反過程。

男子在射精後，陰莖的充血狀態 5～10 秒鐘即見減弱， 30 分鐘即完全消退，陰囊和睾丸腫脹的消退則稍緩慢，但在 30 分鐘內亦可完全退縮。男性在性交中若無性高潮出現，那麼消退期可延長，甚至可持續半天到全天，其他生理反應的消退也表現明顯的緩慢。

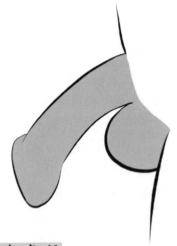

專家寄語

英國一項研究顯示，每週有兩次性高潮的人，死亡機率是每月少於一次人的一半。性學博士特麗澤‧克朗修在她的專著《性與愛的魔力》一書中指出，早有調查顯示，性生活美滿者較單身和離婚者來說更長壽。因為在性愛過程中，人體會分泌青春素（一種男女性激素合成前體）以促進性興奮，可以幫助平衡免疫系統，改善消化系統，促進骨骼生長，保持修復組織的正常，讓人體不易老化。

中醫給出的男性射精數據

　　射精是最常見的男性性行為之一，下面是中醫給出的關於男性射精的數據，以便於我們加強對此行為的理解。

平均射精速度	時速（45公里）VS公車平均時速（40.2公里）
每次射精的精液量	1～2茶匙
男性一生平均射精次數	7200次
男性一生平均自慰射精次數	2000次
男性一生平均射精總量	53公升
男性性慾最強的時候／季節	早晨／秋季
增強性能力最佳食物	全麥，麥芽
射精後再次勃起所需時間	2分鐘到2週不等
男性每日平均勃起次數	11次
男性每日夜間平均勃起次數	9次
精子的壽命	2.5個月（從生成到射精）

專家寄語

　　專家認為，男性精液的味道和男性所吃的食物有很大的關係，比如吃鹼性食物（魚類、肉類）會產生乳酪般的酸臭或魚腥味，乳製品會產生臭味。也有專家認為，吃過蘆筍之後的精液味道最臭，酸性食物與酒精（加工烈酒除外）會產生愉悅的甜味。例如：柳橙、芒果、奇異果、檸檬、葡萄柚、萊姆，喝啤酒加萊姆效果加倍。

男性精液的中醫鑒定

在瞭解中醫對男性精液的鑒定之前，讓我們首先來認識精液。所謂精液就是睪丸所產生的精子、分泌物和生殖管導腺體（附睪、前列腺、精囊、尿道附屬腺體等）的分泌物合併而成。前列腺液、精囊液和尿道球腺分泌的少量液體一起合稱精漿。精漿是輸送精子的必須介質，並為精子提供能量和營養物質。

在中醫領域，大家所講的「精」不是精液，中醫所說的「精」是一個廣義的概念，有至少兩種含義，一是指生殖之精，即男女交合之精；一是指脾胃之精，為水穀精微所化生的營養物質。前者又稱先天之精，後者稱為後天之精。先天之精稟受於父母，從胚胎時期開始，直到衰老，不斷地滋生化育，發揮其生理功能。先天之精有賴於後天之精的不斷推動，二者相互依存、相互促進，同藏於腎中，統稱腎精。

由此看來，中醫所說的「精」的含義較為廣泛，它包含了精液的概念，但又不單指精液，腎精虧虛往往是精少、精薄的內在原因。

所以，中醫上常用補腎填精之法，以促進精液的產生，改善精液的品質，治療男性不育症。

那麼，什麼樣的精液才是正常的呢？根據世界衛生組織所規定的正常精液標準，判斷精液是否正常可以從以下幾個方面進行分析：

精液量

正常 ≥ 2 毫升。大於 7 毫升時為過多，不但精子密度降低，而且易從陰道中流出，以致精子總數降低，常見於精囊炎；小於 2 毫升為精液量過少，但通常以 1 毫升以下為過少。此時精液與女性生殖道接觸面積小，或因黏稠不利於精子進入女方宮頸口而導致不育，常見於嚴重的副性腺炎症、睪酮水準低下、射精管梗阻、逆行射精等。

顏　色

正常是灰白色或略帶黃色。乳白色或黃綠色提示生殖道或副性腺存在炎症；粉色、紅色、顯微鏡下見紅細胞者為血性精液，常見於副性腺、後尿道的炎症，偶可見於結核或腫瘤。

酸鹼度

精液正常的pH值為7.2～7.8。小於7.2見於射精管梗阻或受尿液污染；大於 7.8見於精囊炎症或標本陳舊。

液化時間

正常精液射出後，在精囊凝固酶的作用下變為膠凍狀，經15～30分鐘在前列腺液化酶的作用下變為液體，此為精液液化。射出精液30分鐘後，精液仍不液化屬於異常。

黏稠度

將玻璃棒接觸已經液化的精液，輕輕提捧，可形成精

液絲,正常時其長度小於2公分。

精子計數

一般以每毫升精液中的精子數表示。正常計數$\geq 20\times 10^6$/毫升。低於此值為精子過少,見於各種原因導致的生精功能障礙等,可因精子進入子宮腔及輸卵管的機會減少而致生育力低下或不育。如精子計數大於250×10^6/毫升為精子過多,因其活動力受影響也可導致不育。

精子形態

正常形態的精子占總數的50%以上,否則可造成不育。

活動力

精子中呈直線迅速向前運動者占總數的50%以上。

存活率

通常指射精後1小時內檢查,存活精子數$\geq$50%。導致精子活動力及存活率降低的常見原因有副性腺炎症、精索靜脈曲張、慢性呼吸道感染引起的纖毛呆滯綜合徵、精液中存在抗精子抗體或標本貯存不當等。

白細胞

正常精液中白細胞數量$< 1\times 10^6$/毫升。白細胞增多表明生殖道或副性腺存在感染。

對精液進行檢查是鑒定男性生育能力的一種重要方

法。在收集精液時，外界的氣溫、氧壓力、酸鹼度改變以及化學物質的影響，都可使精子發生變化。故在收集精液時應注意：

1. 3～5 天內避免房事。

2. 用手淫法採精收集於清潔乾燥的玻璃瓶內。

3. 若用體外排精法收集於玻璃瓶內，則應置近身的內衣袋中於一小時內送檢。

4. 必須把一次射出的精液全部收集於玻璃瓶中，一般不宜用陰莖套收集精液，因套內的撒粉及乳膠薄膜的化學作用可影響精子活力。而且精液易黏附在套內，不能把全部精液送檢。

專家寄語

　　精漿含有多種離子、氨基酸、脂質、碳水化合物、蛋白質和酶。它們或以特別的形式（不同於其他的體液）存在，或濃度甚高。前列腺分泌物中的特殊成分（如酸性磷酸酶、鋅、鎂）和精囊腺分泌物中的特殊成分（如果糖、前列腺素）可作為檢查這些腺體功能的生化指標。精漿的生化分析是估價附屬腺分泌功能的有用的診斷方法。附屬腺的不同分泌物對精子的運動、生存和代謝具有不同的作用，前列腺液有促進和保護作用，精囊腺液可以中和陰道酸性，保護精子的活動能力。

　　正常性交時，有2～4億精子射到宮頸和陰道後穹窿。射精液前一部分的精子濃度最高。覆蓋在陰道上

部和穹窿的宮頸分泌物使陰道內環境的鹼性顯著增加，為精子活動提供了良好的介質。

中醫養生避免「殺精」

中醫認為男性的很多不良習慣對精液有一定的殺傷力，這些都直接影響著男性的健康，應引起男性的關注，目前最引人關注的三個因素是：飲食、夜生活和工作。

飲食：失衡會導致營養不足

現在人們生活水準有了質的飛躍，特別是白領一族，由於經濟上比較寬鬆，經常以海鮮、洋速食等高脂肪、高蛋白、高熱量的食物為主食，飲食很不均衡。事實上，飲食的失衡會導致營養過剩和營養不良。若營養不足，精液的成分必然會隨之變化。因為精液本身就是由蛋白質、維生

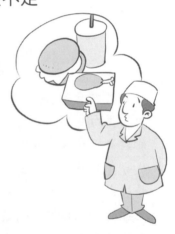

素等 52 種以上物質組成。只有具備全面的營養素，精子才活得充實；相反，營養不足，會使精子處於饑餓狀態，半生不死，精子品質也會大打折扣。

夜生活：吸菸、酗酒會令精子減少

現在很多白領都鍾愛夜生活。下班後，他們都喜歡去

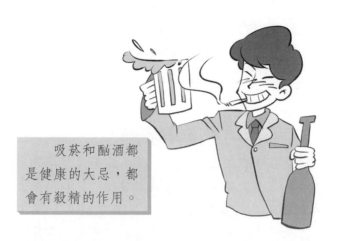

吸菸和酗酒都是健康的大忌，都會有殺精的作用。

「泡」一下酒吧，或是去舞廳「蹦迪」，有人更以此作為舒緩壓力的良方。而所有這些夜生活，幾乎都離不開菸和酒。其實，吸菸和酗酒不僅傷肺傷胃，而且還會殺精！

對此，相關專家指出，每天吸31支菸以上者，產生形態異常精子的危險性幾乎成倍增加。吸菸10年的人與吸菸時間較短者相比，精液的數目和活力都大幅下降。另外，在大量喝酒後，男子的精液中有70%的精子發育不健康或活動力不強。

工作：心理緊張影響內分泌

工作節奏快、壓力太大會造成白領男士心理上緊張情緒，而長期的精神緊張則會對生殖能力造成影響。研究顯示，長期或重度的精神緊張會導致精液量、精子數

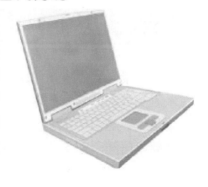

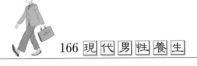

和精子活動能力的下降。情緒會由對神經內分泌系統在生殖過程中起重要作用，而對神經內分泌平衡的任何干擾都可能對生殖功能產生不利影響。

專家寄語

中醫房事養生主張節慾保精，既不是禁慾也不是縱慾，而是要求不恣意行房耗損腎精。腎精乃先天之本，腎精充足則五臟六腑皆旺，正氣存內，邪不可干，防老益壽。男女精血的頤養對於優生也有非常重要的意義。節制房事一指不恣情縱慾，二是指注意房事健康，謹慎講究宜忌。現代醫學研究證明：精液中含有大量的前列腺素、蛋白質、鋅等微量元素，失精過多不僅造成這些物質丟失，而且會促使身體多種器官系統發生病理變化而加速衰老。精子和性激素是睪丸產生的，失精過多可使腦垂體前葉功能降低，加重睪丸負擔，甚至抑制腦垂體前葉的分泌，導致睪丸萎縮，加速衰老。

中醫養生關注男性性健康

性健康是我們人類健康重要的組成部分，澳洲一位學者做過全球28個國家和地區的調查，約有73％的人認為性健康是人類總體健康中很重要的組成部分。在國內，一家男性健康研究所前不久在國內十個城市做了一項調查，調

查對象為2000多例勃起功能障礙患者，90％以上的勃起功能障礙患者認為對情感有影響，91％的人認為男子漢的氣概沒了，造成內心很痛苦。調查表明性健康和人體總體健康狀態關係密切，這些都說明性健康的重要性。

根據資料表明，我國男性的生殖、心理、生理健康狀況並不如他們表面那樣「風光」。據統計，40歲以上男性，超過一半有「性功能障礙」的困擾，而且，這種困擾逐漸有低齡化趨勢。

男性能承擔來自工作和生活中的各種重負，卻無法承受這種難言之隱的痛苦。很多男性當自己的生殖健康出現問題時，沒有及時地到正規專科醫院就診，而是長期依賴「威而剛」等藥物得到短暫的「性福」，因而造成各種嚴重的併發症，導致性慾障礙、勃起障礙、射精障礙及男性不育症等各種嚴重的後遺症。

對此，中醫認為雖然「面子」是很重要的東西，但是相比健康來講，都不算什麼。身為男性應懂得自身的健康狀況，明白該如何去做才是科學的。

男性性功能障礙的主要症狀

男性的性功能障礙主要包括：性慾低下、勃起無力或不能勃起，也稱陽痿、早洩等。陽痿：陰莖痿軟，不能勃起，或雖能勃起但不堅挺，或臨交而軟，雖已交合但隨即痿軟，無法進行正常性生活的即為陽痿。

早洩：性生活過程中，過早射精，隨即陰莖變軟，不能正常進行性交，即為早洩；另有性交不射精等。

瞭解男性性功能障礙的原因

男性性功能障礙的因素很多，包括：

● **疾病因素**

幾乎所有嚴重的全身性疾病、慢性疾病、過度疲勞，都可以降低性興奮，導致性慾低下，如：糖尿病、高血壓、前列腺炎等。

● **內分泌因素**

體內缺乏性激素，沒有性慾的原動力。一些內分泌性疾病就可以導致男性激素分泌的異常。

● **心理因素**

這種障礙多數是心理性的，認為性是低級下流、見不

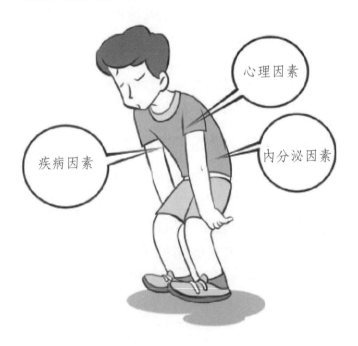

得人的，所以就沒有性要求。還有如不良的性經歷、焦慮、內心衝突等也可以導致性慾低下。

除上述器質性疾病可導致男性性慾低下外，性知識缺乏也是導致男性性慾低下的重要原因。

專家寄語

國外有學者發現，在陰莖勃起過程中，黑皮質素的水準有所提高。黑皮質素是由腦組織分泌的物質，在正常情況下，其分泌的高峰出現在夜間入睡前，主要調節人體的睡眠，使人產生嗜睡感，進而促進人體入睡。前幾年，美國還開發出了人工合成的此類促進睡眠藥物，效果非常好，這就解釋了上文提到的現象。在陰莖勃起的過程中，本應是夜間入睡時才出現的黑皮質素增多現象提前出現，等於男性在性生活開始時就服用了「安眠藥」，再加上一定的體力消耗，性事完後呼呼大睡也就不足為奇了。

中醫建議，男性不妨在性愛過後、睡覺之前做做伸拉脊背的運動，以增強脊髓神經的運動功能，能夠促進疲勞感的消失。伸拉背部的動作很簡單：首先站直身體，雙手扶住某固定物以保持身體平衡，然後仰頭讓後背向後儘量彎曲，臀部向後上方挺起，將注意力集中於後頸部和背肌，以自己能感到腰椎、背部有舒暢的伸拉感為宜。或者背部挺直，雙手伸直，儘量向上舉，感覺自己被向上拔。

中醫分析男性性疲勞

　　儘管性是人類的一種本能，但由於來自現代社會各方面的巨大心理壓力，使相當一部分（尤其是腦力勞動者）原本擁有愉悅性生活的人逐漸陷入性疲勞的困境。所謂性疲勞，就是在性生活尚未開始或正在進行時就出現疲勞感。

　　中醫認為男性性疲勞可分三種：

生理性疲勞

　　傳統的性生活基本上是男性進行全身運動，在性高潮到來時，呼吸頻率可達40次/分，心率可達110～180次／分，血壓明顯升高。這種劇烈的全身運動，必然會誘發生理性軀體疲勞。

心理性疲勞

　　傳統的性生活不僅要求男性進行全身運動，為了達到雙方的和諧，還要求男性擁有輕鬆的心態和健康的心理，由此可以帶來程度不等的心理疲勞。

病理性疲勞

　　病理性疲勞按時間順序可分為：

● 性生活前疲勞

性生活前疲勞以陰莖勃起障礙陽痿為主要表現。

● 性生活中疲勞

性生活中疲勞以早洩為主要表現。即性器官剛一接觸

或尚未完全接觸，便已泄精，
陰莖隨之疲軟，不能繼續進行
性生活。

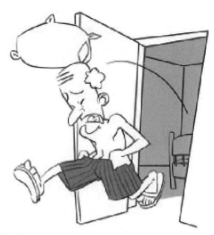

● **性生活後疲勞**

性生活後疲勞以不應期延
長為主要表現。所謂不應期，
主要指男性在性高潮過後的一
段時間內，刺激生殖器也不能
引起性喚起。

性疲勞有一定的保護性作用

性疲勞可以產生積極作用，疲勞是性生活後必然出現的
發展階段，它對男性體力的恢復具有保護作用。對待性疲勞
需要一個適應過程。正如人們對一種運動、一種勞動產生的
疲勞有一個熟悉、適應的過程那樣，隨著熟悉和適應，可能
熟能生巧，使性技巧逐漸多樣化，讓性生活更加和諧。

專家寄語

男性性疲勞一般會給男性帶來一定的副作用，有
些男性會誇大疲勞的消極作用，對生理性疲勞過分緊
張、焦慮，這樣更容易產生性疲勞。一旦陷入這種惡
性循環，性疲勞會逐漸加劇。其實除了病理性性疲勞
外，多數男子在性生活後感覺精神疲倦，腰酸腿軟，
屬生理性性疲勞，經過休息即可逐漸恢復，無需治
療。病理性性疲勞患者應當在醫生指導下，接受藥物
和心理行為治療。

蜜月新郎中醫養生調理

蜜月過得好不好和新郎有著直接的關係，身為新郎，在度蜜月的時候一定要關照好自己和妻子的身體，在興奮和歡愉中也一定要注意休息，當發現身體有疲勞的徵兆時，不妨休息一下。

中醫認為，在新婚蜜月裏，新郎最容易出現非病理性的陽痿或早洩，從而為自己的新婚生活的重要內容——性生活帶來諸多的不諧調。故而在新婚期間適當的進補對新郎來說是非常必要的。

那麼，具體該如何做呢？

以睡補神很重要

一定要給自己充足的睡眠時間，寧肯把婚事辦得簡單一點，也不要為把婚事辦得熱鬧非凡而暗耗神氣。要學會忙裏偷閒，以逸待勞，此為補神的最佳方法之一。

以食補為輔

人的中氣充足，全賴於飲食提供足夠的能量。多吃一些富含高蛋白的食物，如雞、魚、肉、蛋可以彌補勞累對中氣的耗損；維生素E能調節人的性腺功能；微量元素鋅是夫妻生活的調節劑，多食綠色蔬菜、動物肝腦、植物油、青豆等食物可以補充它們的不足。

很多年輕人在過蜜月的時候只顧玩而忽略了吃，其實蜜月旅行中最應注意飲食的衛生和品質，切不可因出門在

外而將就，否則，營養不足或胃腸疾病將會使你神疲氣短。

以藥補精需酌情

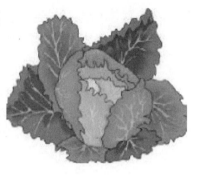

新婚燕爾，房事過頻，往往會導致新郎暫時性的腎精虧損，出現失眠、多夢、腰膝酸軟、遺精、早洩等症狀。因此，適當服用一些補腎強精的藥物就顯得很有必要。

在婚前一個月可適當地服一些六味地黃丸、補腎強精片，婚後 1 ～ 2 個月可服人參養榮丸，症狀嚴重的可適當服用性保健藥品（遵醫囑）。

此外，枸杞燉豬腰湯、海參燉黑芝麻湯等食品也是良好的食療補腎處方，可適當選用。不過，值得注意的是開源還需節流，補腎光靠食補還不行，重要的是還要注意適當控制性生活的次數，提高性生活的品質，這對夫妻雙方的身體健康和生活幸福都是有益的。

專家寄語

　　中藥壯陽向來為人們所關注，各式廣告也往往以此為噱頭來吸引眼球，但是壯陽中藥並非因為其天然就百無禁忌。首先應選擇適合自己的中藥。按中醫理論，腎虧陽虛僅是勃起功能障礙的其中一種病因，對於這種類型，適度採用藥物治療未嘗不可。若對腎虧陽虛以外類型，一味地追求「壯陽」，不能對症下

藥，效果就會適得其反，甚至弄巧成拙。例如對勃起功能障礙的患者，若將其歸屬於陰虛火旺類型，再用「壯陽藥」，無異於火上加油，導致中風、出血的例子並不鮮見。有些有類似西藥性激素的作用，適當服用還可，長期或多量濫用，必然對身體產生助火劫陰的影響，例如頭暈目眩、經常耳鳴、鼻子出血、口乾咽燥、失眠煩躁、腰酸腿軟、頻繁遺精、形容枯槁等。

延緩男性性衰老的良方

在古代名醫孫思邈的《千金要方》中，作者曾談及不同年齡段男性應有不同的性生活頻率：「人年二十者，四日一泄；三十者，八日一泄；四十者，十六日一泄；五十者，二十日一泄；六十者，閉精勿泄。若體力尤壯者，一月一泄。」說明男性性功能應予以人為的保護，即性生活應有節制；另外，也從側面說明了男性的性能力隨年齡增長而在不斷下降。

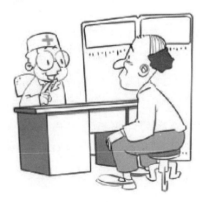

所謂「早衰」，係指未到退化年齡便已有衰退現象。男性隨著年齡增長，其性激素含量在不斷下降，而睪丸及卵巢重量的變化也如此。

以男性為例：睪丸的重量自40歲後便開始減

輕，50歲後體積漸漸縮小，60歲後便明顯地縮小了。男性從身強力壯的青壯年以後，睾酮含量每年下降1％，這個速度是緩慢的，連自己也不易感覺出來。但到一定年齡後，衰退便會明顯地表現出來。不過，這些都是正常的退化，與心、肺、肝、腎、血液等系統也隨年齡增大而功能減退是一樣的，並非生殖系統「鬧特殊」。因而不應認為生殖系統獨具「早衰」特性。

那麼，男性該如何延緩這種衰老呢？

講究營養延緩衰老

人體在新陳代謝過程中產生了一種稱為「自由基」的物質，它對健康細胞有很強的破壞作用，可使人走向衰老。要延緩衰老，就要補充一些能抑制「自由基」的「保護因子」。

目前，已發現的保護因子有幾百種，包括維生素C、維生素E、維生素A等在內，多數保護因子存在於綠色蔬菜、番茄、洋蔥、水果及紅葡萄酒之中，因而在進食方面要有目的地進行選擇。

保持適度的性生活

在意識到已接近更年期時，許多人會自行停止或減少性生活，這種做法是錯誤的。

更年期前，男性還無明顯的性功能減退，女性的外陰和陰道也還

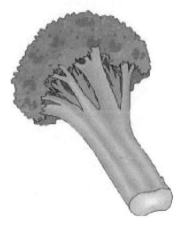

沒有明顯的萎縮，性生活是不會有特別障礙的。如果過早停止性生活，會人為地造成性器官的廢用性早衰。

及早進行激素替代療法

延緩衰老，男性可攝入適當的雄性激素，不僅能起到延緩衰老的作用，還能預防和減緩骨質疏鬆。但是一定要注意不要過早使用，由於雌、雄激素的治療存在著潛在的不良反應，食用前應向中醫諮詢。常用的藥物有維尼安、倍美力、利維愛、婦復春、克齡蒙、天雌素等。這樣可預防性早衰，還能維持骨質的密度。

科學應對性衰退

當男性的睪丸已經進入退行性變化的時候，不要消極地觀望或無所作為，而是應積極地面對，建立能適應新條件下的性生活模式。下面這些方式可以嘗試：

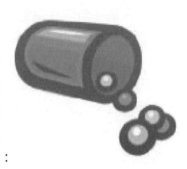

● 轉換做愛方式

步入老年以後，愛已經不僅僅是性愛，其包含的內容比原來的含義廣泛得多，例如彼此間的承擔義務、保護、體貼、關懷、理解等。

而且，老年人的性能力可能時強時弱，這種波動常與當時的身心狀態有關，不應當期望每次性生活都要有高潮，甚至不一定每次示愛都要導致性交。因此，示愛常常可轉換為談心、親近、撫摸、親吻等方式。

● 調適性體位

對性體位的講究主要為了保健。進入老年期，許多疾病會慢慢纏身，這時，體位的運用顯得特別重要。原則是使患病方（或病情較重方）處在體力消耗較少的位置上。而且，要注意時間和體力的控制，防止病情的加重和疾病的發作。

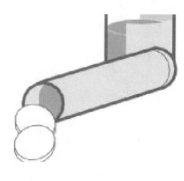

● 輔助藥具的應用

具體的使用應視實際情況確定，如不同型號的男用或女用輔助器；補充必要的以滋補強身為主的內服保健藥和改善局部功能的外用藥，如噴霧劑、濕巾、膏劑、陰道或肛門栓劑、人體潤滑液等。

● 改變生活嗜好

研究發現，慢性酒精中毒的男性有 50%～80% 會發生陽痿，這是因為酒精可使睪丸萎縮、雄激素水準下降，且由於酒精使全身血管擴張，造成進入陰莖的血流量不足，以致出現了陽痿等功能障礙；另據統計，陽痿患者中有 2 / 3 是嗜菸者。由此提示：戒菸少酒是一種不需花費即可治療陽痿的最佳方法。

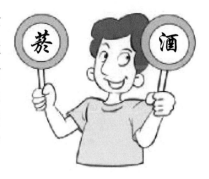

專家寄語

　　延緩性衰老對男性來說非常重要，但是男性也不應因此而感到壓力。首先，應相信自己的性功能是正常的、強壯的，是富有生殖能力的，要在精神上立足於不敗之地。其次，應注意外表的年輕化，懂得追求年輕的情緒，會使機體也隨之年輕；相反，害怕衰老，常自歎「老矣」，在精神上做了衰老的俘虜，則很快會跌入老人的境地。飲食方面注意營養，可適當多吃些海味類食物，因海味含「鋅」多，對於增強性慾是有益的。經常運動，特別是慢跑或步行，著重鍛鍊下半身。性功能興衰的「關鍵」在腰、足。力戒菸、酒、賭，保持充足睡眠，每天堅持服用維生素E膠囊，它可延緩身體衰老與性衰老。

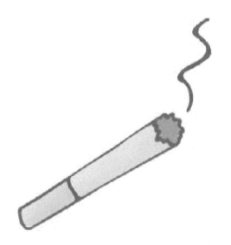

第六章

解決男性疾病的實戰性操作

　　其實，男性疾病關係到全家人的健康幸福，有些男性在患有某些疾病的情況下需要暫緩房事，對女性也是一種保護。而更多的時候，男性會覺得患有男性疾病是一件見不得人的事情，便遮遮掩掩的。中醫認為，患有男性疾病並不是一件丟臉的事情，而是一種正常的現象。關鍵的問題是，我們對這些疾病瞭解多少，要懂得一些處理的方式。

　　在中醫學上，關於男性常見病的治療方法還是很多程的，包括食療、按摩、中藥治療等多種方面，其根本都是以養治病，需要長期的調理。

急性腎炎

疾病特徵

急性腎炎，是急性腎小球腎炎的簡稱，主要是在腎臟的腎小球發生急性炎症的疾病，是一種感染後免疫反應，在中醫上屬於水腫、血尿等的範疇。

急性腎炎以15歲以下的兒童比較多見，往往會隨著年齡的增加而越來越少見，一般以男性發病率較高。急性腎炎在發病前往往會出現咽喉痛、咳嗽、咳痰和發燒等症狀，約2週後，開始出現血尿，眼皮、手足水腫症狀，以及食慾減退、頭痛、精神差、心悸氣促等症狀，甚至可能發生

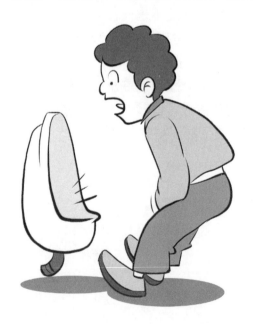

抽搐。不過從有的血尿可看得出來病症，有的則看不出來。

發病原因

急性腎炎的病因，主要與溶血性鏈球菌感染有很大的關係。所以，急性腎炎往往會在上呼吸道感染或皮膚感染之後發生。除鏈球菌感染之外，其他的細菌、病毒、黴菌、原蟲感染也可能引起急性腎炎發生。急性腎炎的發生原因是患者在感染細菌時產生抗體，發生免疫反應所導致。

中醫認為，急性腎炎的發生多於風、寒、濕、熱、毒等因素有關。如外感風寒，或冒雨涉水受濕等。

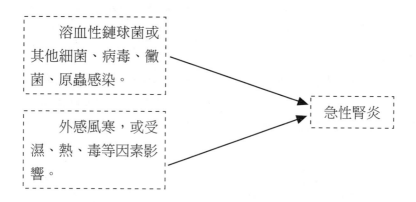

中醫治療方法

中醫認為，急性腎炎以水腫為主，同時病位在腎，與肺脾相關，所以在治療時應以宣肺利尿、涼血解毒為主，辨症治療，主要分為風寒型、風熱型、濕熱型等進行治療；恢復時以清熱利濕為主，佐以養陰。下面介紹一些中醫治療方法：

● 中藥內服

【方法一】

原材料：麻黃 9 克、杏仁 6 克、甘草 6 克、桑白皮 30 克、陳皮 12 克、雲苓皮 30 克、大腹皮 15 克、冬瓜皮 30 克、生薑 6 克。

使用方法：將上述藥物放入砂鍋中，加水煎服。此方對於發病時初起怕冷、發熱、輕咳、全身水腫（特別是頭面部）以及尿量減少等的風寒型男性患者有一定功效。具體的服用劑量等應諮詢中醫醫師。

【方法二】

原材料：金銀花 30 克、連翹 15 克、菊花 15 克、桑葉 20 克、蒲公英 30 克、薄荷 6 克、生石膏 15 克、鮮茅根 30 克。

使用方法：將上述藥物放入砂鍋中，加水煎服。此方對於發熱而不怕冷、咽喉疼痛、頭面部水腫、尿短赤澀或血尿等的風熱型男性患者有一定的功效。具體的服用劑量等應諮詢中醫醫師。

【方法三】

原材料：黃柏 15 克、蒼朮 15 克、雲苓皮 30 克、豬苓 15 克、大腹皮 30 克、野菊花 15 克、苦參 12 克、生甘草 6 克、鮮茅根 30 克。

使用方法：將上述藥物放入砂鍋中，加水煎服。此方對於發熱、口乾、口苦、頭面部水腫、舌苔薄黃或黃尿色紅等的濕熱型男性患者有一定的功效。具體的服用劑量等應諮詢中醫醫師。

● 日常食療

原材料：白茅根10克、茶葉5克。

使用方法：將白茅根摘淨根鬚，並洗淨，然後連同茶葉一起加水，煎沸15分鐘，每日1劑，代茶頻飲。此方對於急性腎炎具有清熱涼血、利尿解毒的功效。

慢性腎炎

疾病特徵

慢性腎炎，是慢性腎小球腎炎的簡稱。慢性腎炎可發生在任何年齡，不過多數出現於 20 ～ 40 歲的成人身上，而且多見於男性。慢性腎炎症狀表現各異，有的無明顯症狀，有的則有明顯的血尿、蛋白尿、水腫、高血壓，並有全身乏力、貧血等伴發症。慢性腎炎一般會是逐漸加重，但也有的患者症狀可能會部分或全部緩解。如果患者的血壓持續升高，還可能出現頭暈、頭痛、胸悶、視力模糊等症。

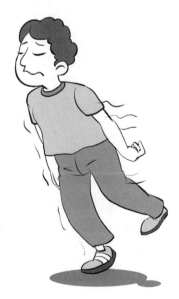

發病原因

如果急性腎炎沒有徹底治癒，則很可能會轉化為慢性腎炎。但慢性腎炎具體的發病原因到目前為止還沒有一個確切的解釋。

中醫治療方法

慢性腎炎在中醫中屬於水腫的範疇,在治療上以健脾補腎、利水消腫為主,藥物、針灸等都可以起到較好的功效。下面介紹一些相關的中醫治療方法:

●日常食療
【方法一】
原材料:黃芪 60 克、大棗 30 克。

使用方法:將黃芪、大棗一起放入鍋中,加水適量,煎煮 30 分鐘,去渣取汁以代茶飲,每日 1 劑即可。此方具有補氣利尿的作用,對於慢性腎炎有一定功效。

【方法二】
原材料:冬瓜 500 克、鯉魚 250 克、砂仁 9 克、補骨脂 9 克、鹽等調料少許。

使用方法:將砂仁、補骨脂用紗布袋包好,備用;冬瓜洗淨切塊備用;將鯉魚處理乾淨,然後將包好的藥物塞入魚肚內;鯉魚與冬瓜一同放入鍋中,加鹽等調料及適量清水煮湯食用。此方對於面肢浮腫,腹脹尿少等的脾腎陽虛型男性患者,有健脾、溫腎利水的功效。

●中藥內服
原材料:麻黃 9 克、桑白皮 30 克、白朮 15 克、防風 15 克、防己 15 克、陳皮 12 克、雲苓皮 30 克、大腹皮 15 克。

使用方法:將上述藥物加水煎服即可。此方對於水腫

明顯、面色蒼白、畏寒怕冷、腰脊酸冷等的脾腎陽虛型男性患者有宣肺健脾、利尿行水的功效。具體的服用劑量等應諮詢中醫醫師。

●針灸

取穴：主穴分為 2 組，肝俞、脾俞、腎俞、志室、飛揚、太谿；或膻中、鳩尾、中脘、肓俞、氣海、三陰交。配穴根據患者體質的不同，各有不同，一般偏陽虛的男性，可以加大椎、命門、關元；偏陰虛的，可以加京門、膈俞；水腫情況較重或明顯的，可以加入陰陵泉、三焦俞、膀胱俞；血壓偏高的，可以加太衝、足三里；有咽痛情況的，可以加合谷、天鼎；胸自感有壓痛感的，可以加俞府、步廊；腎功能不全的，可以加夾脊胸 5～7。

療法：主穴可以酌選 3～4 個穴位，二組穴位可輪流選用；配穴應根據患者體質的不同，選擇適合的穴位。治療時以針刺為主，配用灸法。應用 30 號毫針，淺刺，當患者有感覺時，即可輕加捻轉後臥針，留針 20～30 分鐘，留針期間，間隔輕捻行針。大椎、命門、關元三穴施以麥粒灸。針灸每週 2 次，15～20 次為一療程，療程間隔約一週左右。

急性腎囊腫

疾病特徵

急性腎囊腫，是腎臟內出現大小不等的與外界不相通的囊性腫塊的總稱，也是一種男性很常見的疾病。囊腫內

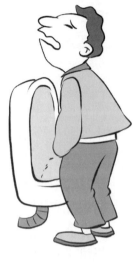

充滿了很多的液體，而且可以增大，但一般對於腎功能沒有太大的影響。

絕大多數的腎囊腫是良性的，在初發時期，沒有特殊的自覺症狀，多數是做全身檢查才發現的。但當囊腫突然增大或數目太多時，便可能會出現種種症狀。如腰背或下腹不適或酸痛，血尿、腹部腫塊、尿頻、尿急和尿痛，還有少數患者會出現血壓升高、下肢水腫、腎功能減退的症狀。在這個時候，就需要男性患者引起注意了。

發病原因

急性腎囊腫的確切發病原因到目前為止還不是很清楚，但一般認為是因為輸尿管和集合小管之間發生障礙，連接不良，進而壓迫到輸尿管，引起尿路不暢和腎積水，導致囊腫的發生。

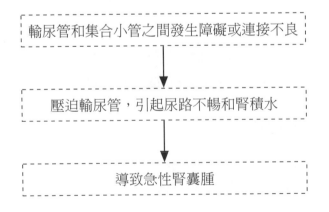

輸尿管和集合小管之間發生障礙或連接不良

↓

壓迫輸尿管，引起尿路不暢和腎積水

↓

導致急性腎囊腫

中醫治療方法

急性腎囊腫在中醫學中屬於痞塊、腹痛、尿白、肝陽等範疇，對此中醫治療方法有一定的治療功效；同時，一些中藥食療方也很適合患者用來調理身體。下面介紹一些相關的中醫治療方法，以供參考：

● 日常食療

【方法一】

原材料：羊肉 25 克，黃芪 25 克，鹽、薑等調料適量。

使用方法：將黃芪洗淨切片，放入砂鍋中，加適量清水熬取濃汁備用；羊肉洗淨切塊後，於黃芪汁一起放入鍋中，用文火燉 2～3 小時，加鹽等調料適量調味即成。此方適宜於急性腎囊腫的男性患者臉上無光澤、倦怠乏力等症狀。

【方法二】

原材料：黃芪 15 克、蓮子 15 克、小紅豆 30 克、砂仁 6 克、蔥白 1 段、生薑 3 片、鯉魚 500 克。

使用方法：將材料同放入鍋中，同煮即可，不放鹽，熟後吃魚喝湯。此方對於急性腎囊腫男性有消腫利尿的功效。

● 中藥內服

【方法一】

原材料：車前子 30 克、澤瀉 30 克。

使用方法：將藥物放入砂鍋中，加水煎服，每日服用 1 次。

【方法二】

原材料：白茅根 50 克。

使用方法：將白茅根放入砂鍋中，加水煎服，每日服用 1 次即可。

● 推拿按摩

患者先將兩手搓熱，手指併攏，手掌攤開，緊貼面部，以雙手中指的指腹部為先導，分別從鼻翼兩旁的迎香穴開始，沿鼻柱兩側緣向上推擦，經內眼角、眉頭等處到達前額部；然後患者兩手左右分開，橫推至兩鬢，兩掌心也隨之掩眼而過，由兩鬢再向下，經過太陽穴及耳前、面頰等部位，返回到鼻翼兩旁的起點位置；再重新開始，按上述路線循環進行，當自感臉部發熱時可停。此法可暢通氣血、祛散風寒，適宜於急性腎囊腫患者。

慢性腎衰

疾病特徵

慢性腎功能衰竭（以下簡稱「慢性腎衰」）主要是指各種慢性腎臟疾病所導致的腎功能逐漸減退的狀態。腎功能衰竭是一個緩慢的進行性過程，往往會持續幾個月到幾年的時間。

慢性腎衰初期，男性幾乎沒有什麼特殊的自覺症狀，而且可出現任何一個系統的症狀，很容易被誤診為其他疾病而耽誤治療。當腎功能衰竭到一定程度時，才會表現出

獨特症狀，如噁心、嘔吐、睡眠不好、皮膚瘙癢、容易疲勞等。另外，還可能會伴隨著高血壓、臉色發黃或發白、尿量減少、失水或水腫等症狀，在惡化時還可能出現昏迷情況。

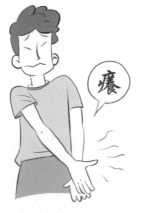

> 除了皮膚瘙癢之外，還可能出現噁心、嘔吐、睡眠不好、容易疲勞等症狀。

發病原因

慢性腎衰的發病原因，一般認為可分為以下三類：腎臟病變，如慢性腎炎、間質性腎炎等；下尿路梗阻，如前列腺肥大、前列腺腫瘤、尿道狹窄等；全身性疾病與中毒，如高血壓、糖尿病等也可能引起本病。

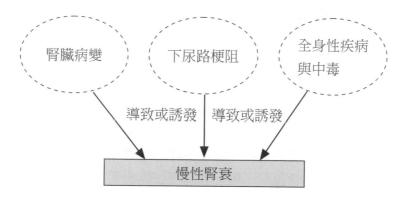

中醫治療方法

慢性腎衰雖然是一個長期的不可逆過程，但若採用中醫治療方法，還是可以起到一定的緩解等效果。下面介紹一些相關的中醫治療方法：

● 日常食療

原材料：黑芝麻 30 克，兔一隻（約 1000 克），蔥、薑等調料各適量，鹵汁適量。

使用方法：將黑芝麻淘洗乾淨，放入鍋炒香備用；將兔肉處理乾淨後放入鍋內，加適量水煮，汆去血水，撇沫後，放入蔥、薑等調料；將兔肉煮熟後撈出，稍晾涼，再放入鹵汁鍋內，用文火煮約一小時；將煮好的兔肉撈出晾涼，剁成小塊，裝盤；取一乾淨小碗，放味精、麻油調勻，邊攪邊將黑芝麻放入，然後一起澆在兔肉上即可。根據患者血清、尿素氮的情況，可分次食用。此方有補血潤燥、補中益氣之功效。

● 中藥內服

【方法一】

原材料：大黃 10 克（後入）、人參 10 克（另煎）、甘草 6 克、乾薑 6 克、附子 9 克、陳皮 12 克、半夏 12 克、茯苓 15 克、枳實 10 克、厚朴 10 克。

使用方法：此方對於畏寒倦臥、噁心嘔吐、大便秘結、口淡口黏等的寒濕阻滯型男性患者有一定功效，由於這種類型的男性正氣已傷，此方正好能起到扶正祛邪的功

效。具體的服用劑量應諮詢中醫醫師。

【方法二】

原材料：黃連 10 克、薑半夏 12 克、陳皮 12 克、茯苓 15 克、枳實 10 克、竹茹 10 克、生薑 6 克、蘇葉 10 克、甘草 6 克、砂仁 10 克、薏苡仁 30 克、大黃 10 克。

使用方法：此方對於口中有臭味、口苦口黏，或心煩失眠等的濕熱中阻型男性患者，有清熱化濕的功效。具體的服用劑量應諮詢中醫醫師。

● 灌　腸

原材料：生大黃 15 克、煆牡蠣 20 克、蒲公英 20 克、煆龍骨 20 克、紅藤 20 克、附片 10 克、白芍 20 克、丹參 20 克。

使用方法：此方為 1 次的灌腸量，將上述藥物水煎後，取汁 400 毫升左右，待溫後灌腸，每天 1 ～ 2 次即可。

腎　結　石

疾病特徵

腎結石是指一些晶體物質和有機基質等在腎臟內異常聚積的疾病，多發生於中老年男性，多數是在腎盂和腎盞內形成。結石小到沙子大小，大的甚至可充滿整個腎盂腎盞；數量從一個到幾個不等。中醫認為本病以小便不爽、尿道刺痛為特點，常以小便排出砂石為主證，所以也被稱為「石淋」，屬於淋症範疇。

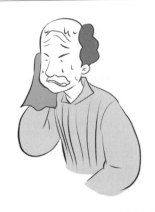

　　因個體情況不同，本病的症狀也不同，除了大汗、噁心嘔吐之外，還會有尿頻、尿痛、血尿等症狀。但沒有上述症狀的未必就沒有發病。

　　腎結石的主要症狀表現個別差異很大，主要取決於結石的病因、成分、大小、數目、位置、活動度。有的可能長期存在而無症狀，有的則可能會感到出現尿頻、尿痛、血尿、腎絞痛、大汗、噁心嘔吐等症狀，嚴重的可能會發生無尿、腎功能減退等症狀。

發病原因

　　腎結石的發病原因，一般認為是由於機體內膠體和晶體代謝平衡失調所致，如飲食中攝入過多的可形成結石的有關成分等，同時與細菌感染、代謝紊亂、泌尿系統異物、甲狀腺亢進等因素也有很大的關係。

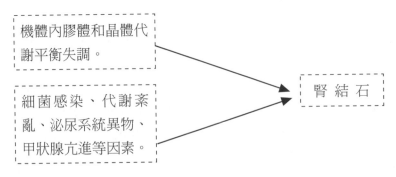

機體內膠體和晶體代謝平衡失調。

細菌感染、代謝紊亂、泌尿系統異物、甲狀腺亢進等因素。

腎結石

中醫治療方法

中醫將腎結石稱為「石淋」，一般多以清利濕熱、通淋排石為治療方法。下面介紹一些相關的中醫治療方法：

● 日常食療

原材料：冰糖 120 克、核桃仁 120 克、香油 20 克。

使用方法：把核桃仁用沸水浸泡 10 分鐘，用牙籤挑去衣膜備用；炒鍋燒熱，放入香油，倒入核桃仁翻炒到金黃色，鏟起待涼；將核桃仁與冰糖一起打成細末，裝入容器中備用。服用時，從容器中取出，每次服 60 克，每日服 4 次，開水送下即可。此方可起到軟化結石的功效。

● 中藥內服

【方法一】

原材料：夏枯草 15 克、生薏仁 30 克、鱉甲（先煎）30 克、白芷 15 克、滑石 30 克、蒼朮 10 克、海金砂 15 克、金錢草 60 克。

使用方法：如果男性有梗阻、腎功能不佳情況，可以加王不留行30克、黃芪 30 克、白茅根 30 克、防己 10 克；如果結石不大，可以加三棱 10 克、莪朮 10 克、皂刺 10 克、製乳沒 5 克、楓殼 10 克、厚朴 10 克、牛膝 10 克。此方對於腎結石有溶石的功效，具體的服用劑量應諮詢中醫醫師。

【方法二】

原材料：石韋 12 克、冬葵子 12 克、瞿麥 12 克、滑石

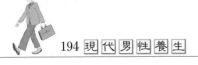

12 克、車前子 15 克、金錢草 15 克、海金沙 12 克、雞內金 12 克、芍藥 12 克、甘草 6 克。

使用方法：如果尿中帶血，可以加小薊、生地、藕節以涼血止血。此方對於腎結石有清利濕熱、通淋排石的功效。

● **針 灸**

取穴：主穴為腎俞、膀胱俞、腰俞、關元、足三里；配穴為三陰交、陰陵泉、水道、中極。

療法：針灸時中強度刺激即可，每次留針 20 分鐘，每日 1～2 次。相關注意事項應在針灸前諮詢中醫醫師。

腎盂腎炎

疾病特徵

腎盂腎炎是指在腎內的腎盂和腎盞所發生的炎症，可發生於任何年齡。一般來說，腎盂腎炎可分為急性腎盂腎炎和慢性腎盂腎炎兩種，其中慢性腎盂腎炎是導致慢性腎功能不全的重要原因。

急性腎盂腎炎主要表現為膀胱刺激症狀，如尿頻、尿急、尿痛等，還可能會出現畏寒、高熱、頭痛、全身酸痛、噁心、嘔吐等症狀，個別患者可能出現中上腹或全腹疼痛症狀。

慢性腎盂腎炎症狀較急性期輕，有時可表現為無症狀性尿，常伴有乏力、食慾不振、腰酸痛症狀，可有低熱或無發熱情況。

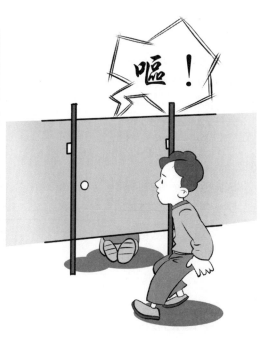

噁心、嘔吐是急性腎盂腎炎的常見症狀之一，但也會伴隨有其他症狀，如尿頻、尿急、尿痛等。然而，慢性腎盂腎炎有時是無明顯症狀的。

發病原因

腎盂腎炎主要是由細菌感染所引起，一般來說，大腸桿菌、變形桿菌、葡萄球菌、糞鏈球菌及綠膿桿菌等都是致病菌。急性腎盂腎炎常為單一的細菌感染，慢性腎盂腎炎多為兩種以上細菌和混合感染。一般來說，細菌會首先感染膀胱，引起膀胱炎，然後再由輸尿管使腎盂和腎盞發生感染。

慢性腎盂腎炎多是由於尿路結石、前列腺肥大等泌尿系統疾病導致；在患者有糖尿病時，也容易出現慢性腎盂腎炎。

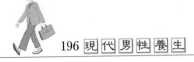

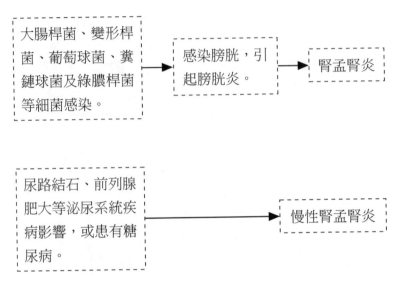

大腸桿菌、變形桿菌、葡萄球菌、糞鏈球菌及綠膿桿菌等細菌感染。 → 感染膀胱，引起膀胱炎。 → 腎盂腎炎

尿路結石、前列腺肥大等泌尿系統疾病影響，或患有糖尿病。 → 慢性腎盂腎炎

中醫治療方法

對於腎盂腎炎，中醫有不少的治療方法，都能起到一定作用。下面列舉一些中醫治療方法，以供參考之用：

● 日常食療
【方法一】
原材料：西瓜 200 克、葡萄 250 克、鮮藕 250 克。
使用方法：將西瓜連皮榨出汁，葡萄、鮮藕同樣榨出汁，最後將三種汁液混合均勻後飲用。此方對於腎盂腎炎的尿頻、尿急、尿痛等症狀有一定功效。
【方法二】
原材料：牛肉 500 克、冬瓜 250 克、蔥白 100 克、豆豉 50 克，鹽和醋等調料各適量。

使用方法：將上述材料一起放入鍋中，加水共煮，牛肉熟後可蘸鹽和醋調味，然後於早晚空腹服食。此方對於慢性腎盂腎炎有一定療效。

　　【方法三】

　　原材料：燈芯草 6 克、竹葉心 10 枚、粳米 30 克、冰糖適量。

　　使用方法：粳米洗淨備用；將燈芯草、竹葉心一起入砂鍋中，水煎去渣取汁，將藥汁與粳米一起同煮成粥，加冰糖適量調味服食。

　　【方法四】

　　原材料：通草 9 克、薏苡仁 30 克、冰糖適量。

　　使用方法：將通草入砂鍋水煎後去渣取汁，然後與薏苡仁一同煮粥，食前加冰糖適量調味，即可服食。

　　● **中藥內服**

　　【方法一】

　　原材料：金錢草 30 克、丹皮 9 克、澤蘭 9 克、丹參 12 克、赤芍 9 克、大黃 9 克。

　　使用方法：將上述藥物加水煎服，每日1劑，可分早晚服完。此方有活血化瘀的功效，適宜於腎盂腎炎。

　　【方法二】

　　原材料：黃芪 15 克、甘草 9 克、乳香 6 克、沒藥 6 克、杭白芍 9 克、丹參 12 克。

　　使用方法：將上述藥物入砂鍋後，加水煎服，每日1劑即可，可以分 2 次服完。此方具有內托生肌的功效，對於慢性腎盂腎炎有一定功效。

性慾低下

疾病特徵

男性性慾低下，是指在性刺激下沒有進行性交的慾望，對性交意念冷淡，性慾受到不同程度抑制的狀態，而且陰莖也難以勃起的一種疾病。一般可以分為完全性性慾低下和境遇性性慾低下。

性慾低下的男性主要表現為對性行為不感興趣，缺乏強烈的性需求，或對性生活接受能力降低，性慾較正常情況減退了很多，每月不足兩次性生活，但在配偶要求性生活時可被動服從。也有的是性慾原本正常，但在某一階段或特定環境下，性慾才會出現減退。當情況嚴重的時候，則表現為中斷性活動達 6 個月以上等。

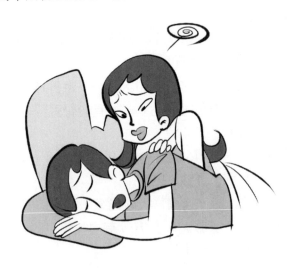

發病原因

　　性慾低下的發病原因很複雜，可以是器質性的，也可以是功能性的。一般來說，以下因素都有可能引起男性性慾低下：年齡的衰老會導致男性分泌性激素逐漸降低，進而造成性慾低下；性器官發生疾病，如睪丸炎、附睪炎等也可能引起性慾低下；精神上的壓力，特別是心理素質較為脆弱、容易緊張的男性也很容易發生性慾低下情況；內分泌功能障礙，如睪丸酮水準低下、胰腺功能低下等；另外，有的男性嗜好菸酒，也容易引起性慾低下。

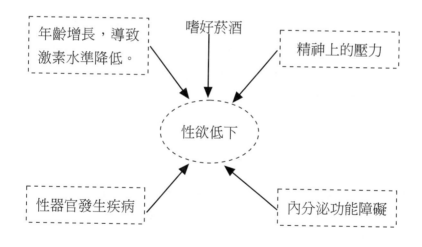

中醫治療方法

　　中醫認為，男性性慾低下，與精神因素以及人體脾腎陽虛、命門火衰有很大關係。下面介紹一些對性慾低下有一定功效的中醫治療方法，以供參考：

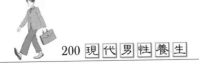
● 日常食療

原材料：鹿茸片 20 克、冬蟲夏草 90 克、高粱酒 1500 毫升。

使用方法：將洗淨的鹿茸片、冬蟲夏草裝入絹袋內，紮緊袋口，置於酒壇中，再加入高粱酒，然後密封壇口，每日振搖 1 次酒壇，浸泡至少 10 日以上。服用時，每晚服 20 毫升即可。此方益精血、溫腎陽，對於男性腎陽虛弱型性慾低下有一定的功效。

● 中藥內服

【方法一】

原材料：鹿銜草 30 克、熟地 20 克、山藥 30 克、巴戟天 15 克、枸杞子 12 克、茯苓 10 克、仙靈脾 20 克、附子 15 克（先煎）、五味子 12 克、鹿角膠 10 克。

使用方法：將藥物水煎服，每日 1 劑即可。此方對於性慾低下有一定功效，具體服用注意事項等應諮詢中醫醫師。

【方法二】

原材料：製附片 6 克、肉桂 6 克、澤瀉 6 克、丹皮 6 克、熟地 15 克、炙黃芪 15 克、山萸肉 12 克、淮山藥 12 克、茯苓 12 克、仙茅 12 克、淫羊藿 12 克、白朮 12 克。

使用方法：將上述藥物放入砂鍋中，加水適量，煎服，每日 1 劑即可。

【方法三】

原材料：生海蝦 500 克、核桃仁 80 個、淫羊藿 200 克、白酒 250 毫升。

使用方法：先將酒放入合適的容器內，加熱；待酒熱後投入生海蝦，充分浸透，取酒蝦焙乾為度；核桃仁去皮鹽漬，焙乾；將焙乾的核桃仁與海蝦一同研磨為細末；將研磨好的細末分作 20 包，每日服 1 包即可，每包可分 2 次服用；服用時，可以每次取淫羊藿 10 克，然後水煎，去渣取汁 100 毫升，分送藥末。一般 1 個月為 1 個療程，此方溫腎補陽，適用於腎陽不足、命火衰微的男性性慾低下患者。

陽　　痿

疾病特徵

　　陽痿一般是指男性在進行性生活時，陰莖不能勃起或勃起不堅或堅而不久，不能完成正常的性生活，或陰莖根本無法插入陰道進行性交，是一種最為常見的男性性功能障礙性疾病。不過如果僅僅是幾次性交失敗，不能認為就是患了陽痿，只有當性交失敗率超過四分之一時，才能被判斷為陽痿。

　　當有頭暈健忘、耳鳴失聰等症狀出現時，不能馬上臆斷是患了陽痿或喪失信心，最好立即去醫院檢查。

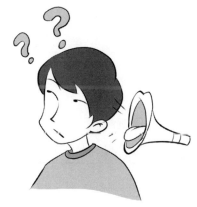

男性陽痿的症狀主要表現為：陰莖不能完全勃起或勃起不堅，導致不能進行性生活。另外，可能會有頭暈健忘、耳鳴失聰、腰膝酸軟、神疲乏力、精神不振、夜尿頻繁而短少等症狀出現。

發病原因

一般來說，男性陽痿常見的原因有這幾個方面：精神上的因素，如缺乏性知識、有緊張和焦慮的心理、心理負擔過重、夫妻感情不和、家庭關係不融洽等；神經系統病變也是一個因素，如脊髓損傷、脊髓腫瘤、慢性酒精中毒等；另外，內分泌系統、泌尿生殖器官病變或者藥物作用等，也都有一定的影響，可能引起陽痿的發生。

中醫認為，男性陽痿是由於虛損、驚恐或濕熱等原因，導致宗筋弛縱，從而引起陽痿的發生。

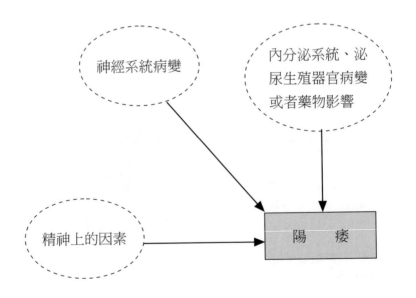

中醫治療方法

根據中醫理論，陽痿與肝、腎、陽明三經有很大的關係，在治療上中藥、針灸、食療等都有一定的功效。下面介紹一些中醫治療方法，以供參考：

●日常食療

原材料：川斷 15 克，杜仲 15 克，豬尾 1 ～ 2 條，薑、料酒、醬油、鹽等調料各適量。

使用方法：將杜仲用紗布包好備用，將豬尾去毛洗淨，將藥物和豬尾一起放入鍋中，加水、薑、料酒、醬油等調料各適量；武火煮沸後，再用文火燉至豬尾爛；加鹽少許即可食用。食用時，食豬尾飲湯，一次服完。每週 1 次，連用 1 個月。此方對於男性腎虛陽痿有補腎氣的功效。

●中藥內服

【方法一】

原材料：鹿茸 3 克（另燉）、菟絲子 15 克、山茱萸 12 克、桑螵蛸 12 克、補骨脂 15 克、茯苓 18 克、黨參 30 克、枸杞子 20 克、巴戟天 20 克。

使用方法：將上述藥物用水煎服或復渣再煎服，每日 1 劑即可。如果男性有腰膝酸軟或痛，可以加杜仲 12 克、狗脊 12 克；如果有自汗情況，可以加糯米根 30 克、浮小麥 30 克、黃芪 30 克；如果頭暈健忘、失眠多夢，可以加炒酸棗仁 12 克、夜交藤 15 克。此方對於陰莖不能勃起或勃起而不堅、頭暈健忘、耳鳴失聰、腰膝酸軟、神疲乏力、

短氣自汗等的腎氣虛型陽痿患者，有一定的填腎精、益腎氣功效。具體的服用事項等應諮詢中醫醫師。

【方法二】

原材料：黨參 30 克、白朮 10 克、茯苓 15 克、炙甘草 6 克、山藥 12 克、扁豆 12 克、蓮子肉 15 克、大棗 6 枚、砂仁 6 克（後下）、陳皮 6 克、桔梗 9 克、淫羊藿 12 克、補骨脂 12 克。

使用方法：將上述藥物加水煎服，每日 1 劑即可。此方對於男性面色萎黃、形體消瘦、胃脘不適、食後不化、口淡無味等的胃氣虛型陽痿，有補益胃氣、興陽的功效。

早　　　洩

疾病特徵

早洩，也是男性比較常見的一種性功能疾病，僅次於陽痿的發病情況。早洩有多種定義，之所以出現這種情況，是因為未進入陰道即射精，可以很容易地診斷為早洩；而進入陰道進行性交的，則很難判斷。因為早洩的時間界限難以確定，也就難以確認是不是早洩。儘管早洩的定義尚有爭議，但通常以男性的射精潛伏期或女性在性交中到達性高潮的頻度來評價是否早洩。

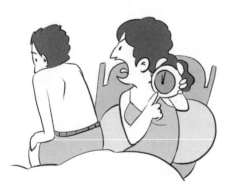

早洩往往是陽痿的前兆，對於早洩，如果不進行及時治療，久之則容易導致男性陽痿。

發病原因

　　早洩的發病原因一般認為主要是精神上的因素，如男性長期的縱慾過度、青少年時期過度手淫、夫妻關係不融洽，以及在性生活中過於緊張、焦慮等情況，都可能引發早洩。另外，一些男性疾病，如尿道炎、精囊炎、前列腺炎等炎症，也容易引發男性早洩。

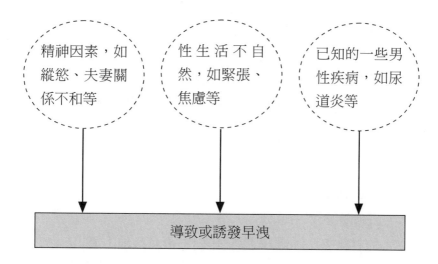

中醫治療方法

　　中醫認為臟虛个固是早洩的主要病因，所以中醫治療早洩往往以補虛固澀、祛邪固精為基本原則，從治療腎功能來著手，對於早洩也有著不錯的功效。下面列舉一些相

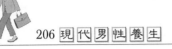

關的中醫治療方法，以供參考：

● 日常食療

【方法一】

原材料：黃芪 30 克、枸杞子 30 克、乳鴿 1 隻。

使用方法：先將乳鴿去毛及內臟，清洗乾淨；將洗淨的乳鴿與黃芪、枸杞子一同放入燉盅內，然後加水適量，燉熟即可。食用時，飲湯吃肉，一般 3 天可燉 1 次，3～5 天為一療程，一個療程後即可有一定效果。此方對於男性早洩，有補心益脾、固攝精氣的功效。

【方法二】

原材料：芡實 15 克、茯苓 10 克、大米適量。

使用方法：將芡實、茯苓搗碎後，放入鍋中，加水適量，煎至軟爛時，再加入淘淨的大米、繼續煮爛成粥。可於一日內分頓食用，連吃數日。此方對於男性早洩有補脾益氣的功效。

● 中藥內服

【方法一】

原材料：熟附子 10 克、山萸肉 10 克、淮山藥 10 克、金櫻子 30 克、故破紙 10 克、覆盆子 10 克、煅龍骨30克、熟地黃 10 克、炙甘草 6 克。

使用方法：將上述藥物加水煎服。此方對於性慾減退、腰痛、夜尿多而清長等的腎寒虛滑型早洩有一定的功效。具體的服用事項等應諮詢中醫醫師。

【方法二】

　　原材料：黨參 10 克、白朮 10 克、黃芪 10 克、山萸肉 10 克、肉蓯蓉 10 克、巴戟天 10 克、淮山藥 10 克、熟附子 10 克、肉桂 6 克、杜仲 10 克、五味子 4 克。

　　使用方法：將上述藥物加水適量，煎服即可。此方對於體質虛弱、無風而自覺身體寒冷、腰酸腿軟、夜多尿、食慾不振等的脾腎虛寒型早洩患者有一定的功效。具體的服用事項等應諮詢中醫醫師。

陰莖異常勃起

疾病特徵

　　陰莖異常勃起通常是指男性在無性興奮、無性慾要求的情況下，陰莖持續性地勃起不倒，並常伴有痛感的一種男科疾病。在中醫中，一般被稱為陽強、強中、陰縱不收等。此病多發於青年男性結婚之時，或壯年男性身上，其他年齡也可發病。

啊⋯⋯

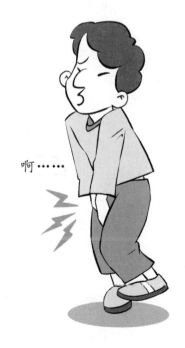

　　此病一般發病較急，症狀也比較容易發現，主要表現為勃起持續時間過長，可能持續數小時；不受性慾影響或受影

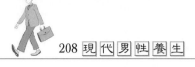

響較小，排精之後尚不疲軟，多發生在性交之後；有的男性的陰莖海綿體有明顯腫脹、疼痛、壓痛感，有的則無；觸碰陰莖時，可能有疼痛感。

發病原因

陰莖異常勃起的發病原因比較複雜，一般來說，陰莖局部炎症、損傷、腫瘤、白血病、感染或中毒等都能誘發此病，另外陰莖靜脈血回流受阻、陰莖動脈血供應過大或控制陰莖勃起的神經系統發生了障礙等也可能引發陰莖異常勃起。

中醫認為，陰莖異常勃起還有以下幾方面原因：新婚性慾亢進，嗜酒貪杯，多鬱善怒，性生活不夠節制等因素。

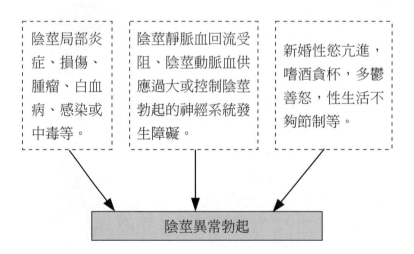

陰莖局部炎症、損傷、腫瘤、白血病、感染或中毒等。

陰莖靜脈血回流受阻、陰莖動脈血供應過大或控制陰莖勃起的神經系統發生障礙。

新婚性慾亢進，嗜酒貪杯，多鬱善怒，性生活不夠節制等。

陰莖異常勃起

中醫治療方法

中醫認為，陰莖異常勃起的表現有虛實之分，虛證多

是因為腎虛，實證可能是因為肝病。所以，在治療上中醫一般採取滋陰清熱、潛陽軟堅、清肝瀉火、滋陰軟堅的治療方法。下面列舉一些相關的中醫治療方法，以供參考：

● 日常食療

【方法一】

原材料：知母 10 克、黃柏 10 克、淮山藥 30 克、熟地黃 30 克、山茱肉 15 克、粳米 100 克。

使用方法：將知母、黃柏、淮山藥、熟地黃、山茱肉一起放入砂鍋中，加水適量，水煎後去渣取汁，再將汁液與粳米一起煮成粥。每天食用 1 劑即可。此方對於男性陰莖異常勃起，有滋陰清火、益腎安神的功效。

【方法二】

原材料：益母草 50 克、黑豆 60 克、桃仁 10 克、紅糖適量。

使用方法：將上述幾種原材料放入鍋中，加水3碗，煎成 1 碗，去渣取汁後加入紅糖適量服食。

● 中藥內服

【方法一】

原材料：虎杖 15 克、麝香 2 克、當歸 15 克、丹參 20 克、乳香 6 克、沒藥 6 克、地龍 l0 克、夜交藤 15 克、三棱 9 克、莪朮 9 克、滑石 30 克、甘草 5 克。

使用方法：將上述藥物放入砂鍋中，加水適量，水煎 2 次，分 2 次服用，每日 1 劑即可。具體的服用事項等應諮詢中醫醫師。此方對於陰莖異常勃起以及在性交後仍持

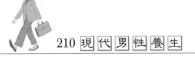

續勃起、陰莖有刺癢感的男性,有祛除敗精、通竅柔筋的功效。

【方法二】

原材料:龍膽草9克、黃芩9克、梔子9克、澤瀉10克、木通10克、車前子12克、當歸10克、柴胡9克、生地黃18克、甘草6克、桃仁9克、紅花6克、王不留行15克。

使用方法:將上述藥物水煎2次,分2次服,每日1劑即可。此方對於男性面紅目赤、煩躁易怒、唇乾口燥、陰莖異常勃起、常伴有莖中疼痛等的肝火亢盛型症狀,有清肝瀉火的功效。

● 針　灸

取穴:主要穴位是大敦、行間、太陽、中封、蠡溝、委陽、足三里、上巨虛、下巨虛(均刺雙側)、關元、水分。

療法:用重瀉手法針灸,每日1次,直至陰莖痿軟即可。

血　　精

疾病特徵

在正常情況下,男性的精液呈乳白色或乳黃色,但如果排出的精液有外觀呈紅色、棕紅色、黑色或帶有血絲、血塊,或在顯微鏡下有少量的紅細胞存在,便被稱為血精。血精也是男性比較常見的疾病之一,一般多發於夜班

一族、或夜生活多、或長期久坐的男性。

血精的主要症狀為排出的精液外觀呈鮮紅色、棕紅色、黑色等，或帶有血絲、血塊等；有的男性伴有會陰輕度疼痛或墜脹感、射精疼痛、尿後淋漓不盡、尿頻和尿痛等症狀，甚至可能會出現性慾減低、早洩、遺精、勃起不堅等症狀。

發病原因

一般認為血精是由細菌感染造成的，也可能是因為性交次數過頻或長期禁慾、性緊張得不到釋放而造成器官充血所致。另外，某些疾病也會導致男性出現血精疾病，一般來說，以下幾種情況都可能導致血精：精囊炎、前列腺炎、尿道炎、結石、外傷等。

中醫認為，血精多是由於男性腎陰不足，相火偏旺，迫血妄行導致；或因房事過多、血絡受損導致；濕熱下注也是引發血精發的一個重要原因。

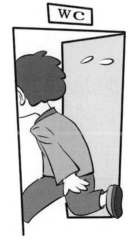

出現尿後淋漓不盡、尿頻和尿痛症狀時，如果排出的精液外觀呈鮮紅色、棕紅色或帶有血絲、血塊，就趕緊去醫院檢查一下吧！

中醫治療方法

血精如果長期不能治癒，精子的品質和活力都會受損害，還會影響生育。中醫認為，對於血精，早治療比晚治療要好，同時中醫上也有一些對血精有較好作用的治療方法。

● 日常食療

原材料：白茅根 10 克、鮮淡竹葉 10 克。

使用方法：將上述藥物一起放入杯中，以沸水沖泡，封蓋 30 分鐘，代茶常飲即可。此方對於陰虛火旺型血精有一定的功效。

● 中藥內服

【方法一】

原材料：生地 15 克、丹皮 12 克、澤瀉 12 克、知母 12 克、山萸肉 10 克、雲苓 18 克、女貞子 15 克、仙鶴草 18 克、旱蓮草 12 克、淮山藥 1 克、黃芪 24 克、烏梅 9 克。

使用方法：將上述藥物，水煎 2 次，分 2 次服，每日 1 劑即可。此方對於精液色紅質調、伴射精疼痛、陰部墜脹不適、口乾咽燥等的陰虛火旺型男性患者，有滋陰降火、涼血止血的功效。

【方法二】

原材料：黃芪 30 克、白朮 10 克、陳皮 10 克、炙升麻 5 克、柴胡 10 克、黨參 10 克、菟絲子 15 克、續斷 15

克、桑寄生 15 克、龍骨 30 克、蒲黃 10 克、甘草 6 克。

使用方法：將上述藥物加水適量煎服，每日1劑即可。此方對於有精液紅色或精中帶血、血色淡紅、性慾減低、腰膝酸軟、房事後乏力自汗等症狀的脾腎氣虛型男性患者，有健脾益腎、補氣固腎的功效。

●針　灸

取穴：命門、三陰交（雙側）。

療法：針灸時，應當採用平補平瀉的手法，每日 1 次即可，每次留針 30 分鐘，一般 5 ～ 7 次為 1 個療程。

●外　洗

原材料：金銀花 15 克、蒲公英 15 克、紫花地丁 15 克、赤芍 15 克、牡丹皮 15 克、乳香 15 克、沒藥 15 克、紅花 15 克、桃仁 5 克、連翹 16 克。

使用方法：將上述藥物放入砂鍋中，加水適量，水煎後去渣取汁；使用時，用藥汁薰洗陰部，一般 7 日為 1 個療程，休息 3 日後再繼續坐浴。

精子畸形

疾病特徵

正常形態的精子，頭部正面為卵圓形，側面為扁平形，尾部長而彎曲，外形很像蝌蚪。但有部分精子可能呈巨大頭、磨菇樣頭及雙頭，體部大而粗，呈楔形或三角

形，尾部粗、分叉及有雙尾等，這些精子屬於畸形精子。如果形態正常的精子占總數的百分之八十五以上，屬正常情況，但如果形態正常的精子占總數少於百分之三十，就被稱為精子畸形症，它是引起男性不育的主要原因之一。

精子畸形症一般無外在症狀表現，往往需要在醫院中進行相關的檢查才能夠發現。

發病原因

精子畸形症的發病原因，一般來說是由如下原因引起：生殖道感染；精道部分梗阻；先天性畸形；免疫因素，如自身抗精子抗體等；不良生活習慣，如吸菸、酗酒等；內分泌、血管及神經系統疾病；某些藥物，如如抗癌藥等都可能使精子發生畸變。

中醫認為，精子畸形是由於腎陰腎陽失去平衡，造成腎陰腎陽的偏盛偏衰，腎的陽氣虛損無力化精或腎陰虧損，從而導致此病的出現。

如果這類形態不正常的精子占總數多於 70％，那就可能引起不育症了。但要檢查出這種異常，還應到正規醫院做檢查。

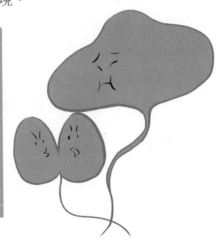

中醫治療方法

對於精子畸形，中醫具有獨特的認識和治療方法，而且也有著一定的治療功效。下面列舉一些可行的中醫治療方法，以供參考之用：

● 日常食療

【方法一】

原材料：老雄鴨 1 隻，冬蟲夏草 10 克，枸杞子 12 克，生薑 10 克，食鹽、蔥、味精等調料各適量。

使用方法：將雄鴨去毛和內臟，洗淨並剁塊，然後與冬蟲夏草、枸杞子一起放入鍋中，加入適當調料，加水適量，燉煮至熟爛後，調味服食。此方適宜於精子畸形症。

【方法二】

原材料：肉蓯蓉 30 克、巴戟天 15 克、菟絲子 15 克、豬睪丸 1 對、羊鞭 1 具、雄雞腰 2 對，調料各適量。

使用方法：將肉蓯蓉、巴戟天、菟絲子用乾淨的紗布包好，羊鞭切碎；然後將藥物和羊鞭、豬睪丸、雄雞腰一同放入砂鍋內，加水燉煮，待熟後放味精、鹽等適量調味後，服食，每日 1 次即可。此方適宜於腎陽不足引起的精子畸形。

● 中藥內服

【方法一】

原材料：黨參 10 克、黃芪 10 克、熟地 15 克、菟絲子 9 克、蠶蛾 9 克、淫羊藿 12 克、韭菜子 12 克、肉蓯蓉 12

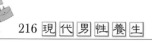

克、覆盆子 12 克、陽起石 12 克。

使用方法：將上述藥物水煎服，每天1劑即可，連服兩個月為一療程。此方適宜於腎陽不足引起的精子畸形，有益氣生精、溫補腎陽的功效。

【方法三】

原材料：生地 15 克、車前子 15 克、龍骨 12 克、牡蠣 12 克、蛇床子 12 克、玄參 9 克、天冬 9 克、麥冬 9 克、黃柏 9 克、知母 9 克、何首烏 9 克、木通 9 克、枸杞子 9 克。

使用方法：將上述藥物水煎服，每天 1 劑即可，連服 2 個月為一療程。此方適宜於腎陰虧損引起的精子畸形，有滋養腎陰、清瀉相火的功效。

尿 失 禁

疾病特徵

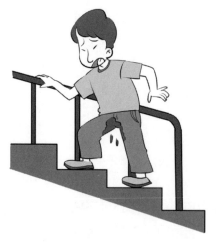

尿失禁是指不能由意識來控制自己的排尿情況，尿液會不由自主的從尿道流出。尿失禁可發生於任何季節，任何年齡及性別都可能患此病。

尿失禁一般可以分為壓力性尿失禁、先兆性尿失禁、充溢性尿失禁等。壓力性尿失禁一般是指在腹壓增加時，如咳

嗽、打噴嚏、上樓梯時，即有尿液自尿道流出。先兆性尿失禁一般是指在剛有尿意時，尿液便由尿道流出。充溢性尿失禁是指尿道阻力完全喪失，膀胱不能儲存尿液，男性本無尿意，尿液卻不斷地自尿道中流出。

發病原因

尿失禁的發病原因比較多，多數是由膀胱、尿道功能失調，導致男性骨盆底部肌肉對尿道的控制能力下降，尿道括約肌的力量變得薄弱，進而抵擋不住尿液的壓力衝擊，從而導致尿失禁的情況出現。能使男性肌肉控制力下降的因素主要有：先天性疾患，創傷、精神因素、神經系統疾病等。

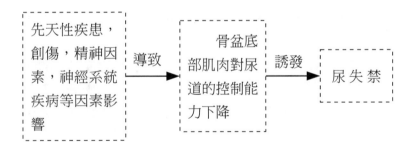

中醫治療方法

對於尿失禁，藥物治療往往效果較差，一般採取一些輔助治療方法。中醫認為人之所以會出現尿失禁的情況，是因為人體的腎氣虛，中氣下陷所導致。所以，中醫在治療尿失禁時，多補益腎氣、提升中氣的治療方法。下面列

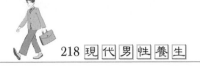

舉一些對尿失禁有一定功效的中醫治療方法，以供參考：

● 日常食療

【方法一】

原材料：黃芪 30 克、桑螵蛸 15 克、糯米 100 克。

使用方法：先將黃芪、桑螵蛸、糯米分別擇洗乾淨；然後將黃芪切成片，桑螵蛸切碎，同放入紗布袋中，紮口；將裝上藥物的紗布袋與淘洗乾淨的糯米一同放入砂鍋，加水適量，大火煮沸；煮沸後改用小火煨煮 30 分鐘，再取出藥袋，繼續用小火煨煮至糯米酥爛即可。食用時，可分早晚 2 次服用。此方對於肺脾氣虛型尿失禁有一定功效。

【方法二】

原材料：白參 10 克，山藥 30 克，羊肉 200 克，蔥花、薑末等調料各適量。

使用方法：將白參、山藥分別洗淨後曬乾或烘乾切成飲片備用；將羊肉洗淨，用刀切成薄片，放入砂鍋，大火煮沸，加蔥花、薑末、料酒，並加入白參、山藥片；然後改用小火煨燉至羊肉熟爛，加少許精鹽、味精、五香粉拌勻，淋入麻油。將其佐餐當菜，隨餐服食即可此方對於肺脾氣虛型尿失禁有一定功效。

【方法三】

原材料：桂圓肉 20 克、炒棗仁 15 克、芡實 12 克。

使用方法：將上述藥物放入砂鍋中，加水適量，煎煮後去渣取汁，一日服完即可。此方具有養血安神、益腎固精及縮尿的功效。

●針　灸

取穴：主要穴位是神闕、關元、中極、湧泉等，針灸用艾條適量。

療法：點燃艾條，在以上諸穴位輪換薰；當被灸穴位感到灼熱難忍時，換穴再灸。每日 1 次，每次 30 分鐘即可。一週為一個療程，如果症狀消失，即可停灸，再次復發時，可如法再灸一週。

尿　毒　症

疾病特徵

當人體的腎臟受到嚴重損害，腎臟發生病變並失去淨化血液的功能，人體代謝產生的廢物和液體以及一些有毒物質就會在體內堆積，進而毒害人體，人體由此產生種種症狀，這種狀態被稱作尿毒症。

尿毒症不是一個獨立的疾病，而是一系列複雜的綜合徵，可以說是腎衰的晚期症狀。

尿毒症常見症狀是尿量減少、噁心、嘔吐、食慾減退、腹瀉等胃腸道症狀。另外，神經系統、心血管系統、血液系統、呼吸系統等

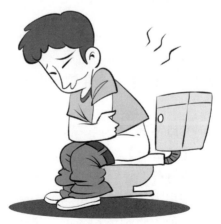

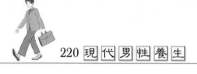

都可能出現症狀，如心悸、水腫、貧血、失眠、煩躁、胸痛等症狀，症狀的表現比較多種多樣。

發病原因

尿毒症的發病原因，一般認為是由於腎功能衰退所引起，原因包括慢性腎炎、慢性腎衰、慢性腎盂腎炎、泌尿道結石、糖尿病等，其中慢性腎衰是主要原因。

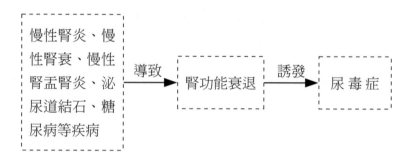

慢性腎炎、慢性腎衰、慢性腎盂腎炎、泌尿道結石、糖尿病等疾病　導致　→　腎功能衰退　誘發　→　尿毒症

中醫治療方法

中醫治療尿毒症，由於療效比較好，而且效果穩定，很少有副作用，也不容易復發，所以往往具有自己獨特的優勢。下面介紹一些中醫治療方法，以供參考：

● 日常食療
【方法一】
原材料：鯉魚 500 克、冬瓜 500 克、調料各適量。
使用方法：將鯉魚開膛去鱗，處理乾淨備用；將冬瓜去皮切塊；將鯉魚和冬瓜一起放入鍋中，加水煮湯，熟後

可放入適當調料以調味。此方對於尿毒症有利水消腫等功效。

【方法二】

原材料：綠豆 100 克、西瓜皮 500 克。

使用方法：西瓜皮洗淨切塊備用；將綠豆放入鍋中，加適量水煮湯，至湯色碧綠純清後，將綠豆撈出；然後將西瓜皮放入再煮，煮沸後即離火，待溫熱時飲湯。一日可飲多次。此方對於尿毒症，有消腫下氣、清熱解毒等功效。

【方法三】

原材料：紅棗 20 枚、羊脛骨 1 ～ 2 根、糯米 150 克、調料適量。

使用方法：紅棗去核備用；糯米洗淨備用；將羊脛骨剁碎，然後與紅棗、糯米一起放入鍋中，加水適量，煮成稀粥，加入調料適量，調味服食。每日分 2 ～ 3 次服完。

● **中藥內服**

【方法一】

原材料：茯苓 15 克、白朮 12 克、附片 9 克、白芍 12 克、西洋參 6 克、黃連 4.5 克、蘇葉 9 克、豬茯苓 15 克、澤瀉 15 克、生薑 12 克。

使用方法：將上述藥物放入砂鍋中，加水適量，煎服，每日 1 劑即可，可分 2 次服用。此方對於尿毒症，有溫腎健脾、降濁和中、宣通水道的治療效果。

【方法二】

原材料：製附子 15 克（先煎）、生大黃 18 克、益母

草 30 克、炙黃芪 45 克、芒硝粉 10 克（沖服）。

使用方法：將藥物加水煎服，每日1劑，可分2次服用。此方對於尿毒症有溫補脾腎、通臟降濁、利尿瀉毒的治療功效。

尿 路 結 石

疾病特徵

從腎到尿道之間的通道被稱為尿路。尿路結石就是在尿路上形成的所有結石的總稱。尿路結石是比較常見的泌尿外科疾病之一，而且通常好發於男性，在各個年齡段都有發生。尿路結石一般可分為下尿路結石和上尿路結石，對健康都具有著極大的威脅，嚴重者還會衍生成為尿毒症，損害男性的腎功能。

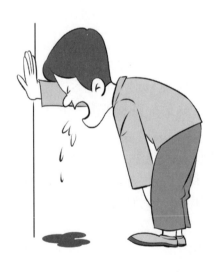

尿路結石的症狀主要表現為：腰痛或腹部疼痛，可能伴有面色蒼白、出冷汗、噁心、嘔吐等症狀，活動身體時可能疼痛加劇，血尿、膿尿、尿頻、尿急、尿痛等。

發病原因

尿路結石的發病原因非常複雜，一般認為這些因素

對尿路結石的形成有著一定誘發作用：尿路感染及尿路梗阻，新陳代謝紊亂，尿路感染，異物，飲食與營養等。

中醫認為，尿路結石是因為感受外邪、飲食不潔、情志失調、勞倦過度、致濕熱蘊阻、氣滯血瘀而導致。

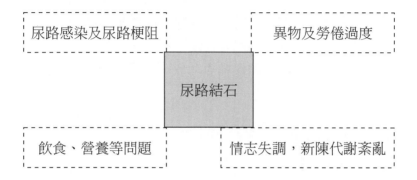

尿路感染及尿路梗阻

異物及勞倦過度

尿路結石

飲食、營養等問題

情志失調，新陳代謝紊亂

中醫治療方法

尿路結石在中醫中屬於血淋、砂淋、石淋等的範疇，在治療上，中醫也有一些較好的治療方法。下面介紹一些中醫治療方法，以供參考：

● 日常食療

【方法一】

原材料：金錢草 30 克、薏苡仁 90 克。

使用方法：將金錢草加水適量，煎汁後去渣取汁一碗備用；將薏苡仁煮粥 3 碗；將煮好的薏苡仁和煎好的藥汁一起和勻，即可食用。此方有利尿、排石、通淋的功效。

【方法二】

原材料：苜蓿 200 克，粳米 100 克，鹽、味精等調料各適量。

使用方法：將苜蓿洗淨切成碎段，下鍋加油炒散，加鹽和味精炒入味，盛出備用；將粳米淘洗乾淨入鍋，加水適量，用旺火燒開，再轉用文火熬煮成稀粥，調入苜蓿即可。食用時，可等粥溫熱時食用，每日服 1 劑即可。此方有清理膀胱結石、消除浮腫等功效，具體的服用事項等應諮詢中醫醫師。

● 中藥內服

【方法一】

原材料：琥珀粉 5 克（沖）、沉香 5 克、當歸尾 10 克、赤芍 20 克、紅花 10 克、桃仁 10 克、牛膝 10 克、王不留行 20 克、金錢草 6 克、瞿麥 15 克、冬葵子 15 克、石韋 5 克、車前子（包）15 克、雞內金 10 克。

使用方法：此方對於男性血尿或見血塊，尿澀痛不暢或突然中斷，腰部和小腹有疼痛感等的氣滯血淤型尿路結石，有行氣活血、通淋排石的功效。具體服用劑量等應諮詢中醫醫師。

【方法二】

原材料：生黃芪 60 克、金錢草 30 克、海金砂（包）30 克、石葦 25 克、雞內金 25 克、炒白芍 20 克、生地黃 20 克、山藥 15 克、鬱金 15 克、升麻 10 克、枳殼 10 克、菟絲子 10 克、川牛膝 10 克、王不留行 10 克。

使用方法：將上述藥物加水適量煎服，每日 1 劑，可

分為早晚 2 次服用，14 天為 1 個療程。此方對於尿路結石，有清熱利濕、化石溶石、活血行氣、軟堅散結的功效。

膀　胱　炎

疾病特徵

膀胱炎一種尿路感染性疾病，主要是指膀胱黏膜出現炎症的疾病，男性也時有發生。膀胱炎主要分為急性膀胱炎和慢性膀胱炎兩種。

急性膀胱炎主要表現為尿頻、尿急、尿痛及尿混濁，甚至有急迫性尿失禁，偶有血尿和膿尿出現，尿量很少；有時排尿結束時，還會感到下腹部疼痛，另外還往往會感覺有餘尿未排出。

慢性膀胱炎主要表現為長期存在尿頻、尿急等症狀，但沒有急性膀胱炎那樣嚴重，時有發熱情況，自感乏力，腰腹部及膀胱等處有不舒適或隱痛情況，有時可能出現頭昏、眩暈等症狀。

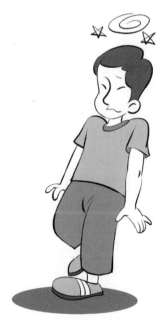

發病原因

膀胱炎的發病病因很多，但

主要是感染所引起。一般來說，一些病原微生物，如大腸桿菌、葡萄球菌、鏈球菌、變形桿菌等都可能引起感染，導致膀胱炎。男性如果有尿路梗阻，如前列腺肥大，或膀胱結石、異物等，也容易出現膀胱炎。一些鄰近器官炎症的蔓延，如腎炎、輸尿管炎、前列腺炎等，也可能引起膀胱炎的發生。

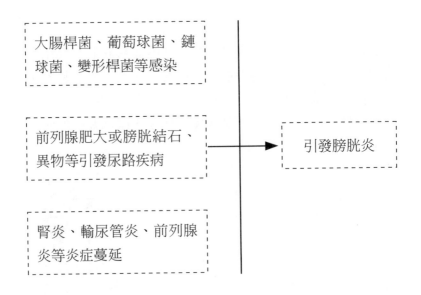

大腸桿菌、葡萄球菌、鏈球菌、變形桿菌等感染

前列腺肥大或膀胱結石、異物等引發尿路疾病

腎炎、輸尿管炎、前列腺炎等炎症蔓延

引發膀胱炎

中醫治療方法

膀胱炎在中醫中一般屬於熱淋、少腹痛等範疇。中醫在治療膀胱炎時，主要是以清熱利濕、利尿通淋為主，對於反覆發病的膀胱炎，還需要注意兼顧扶正。下面介紹一些中醫治療方法，以供參考：

● 日常食療

【方法一】

原材料：玉米麵 50 克、鹽少許。

使用方法：將玉米麵加適量水煮成粥，然後加鹽少許調味即成，空腹食用。

【方法二】

原材料：槐末 30 克、白糖 30 克。

使用方法：將槐末碾碎，然後放入白糖一起拌勻，開水沖服即可。此方清熱、利尿、通淋，對於尿道灼熱疼痛、口乾口苦等症狀的熱淋型膀胱炎有一定功效。

【方法三】

原材料：鮮竹葉 30 ～ 45 克、石膏 15 ～ 30 克、粳米 50 ～ 100 克、砂糖少許。

使用方法：將竹葉與石膏放入砂鍋中，加水適量煎煮，去渣取汁；將藥汁與粳米、砂糖共煮，先以武火煮開，再用文火熬成稀粥即可食用。

【方法四】

原材料：車前子 10 ～ 15 克、粳米 50 克。

使用方法：將車前子用布包好，放入砂鍋內，水煎後去渣取汁；將藥汁與粳米一起放入鍋中，加水適量，煮為稀粥即可食用。

● 中藥內補

【方法一】

原材料：柴胡 15 克、枳殼 10 克、枳實 10 克、厚朴 6 克、荔枝核 10 克、橘核 10 克、香附 10 克、烏藥 10 克、

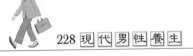

沉香末 3 克（分沖）、赤芍 10 克、白芍 10 克、丹皮 10 克、石葦 30 克。

使用方法：每日 1 劑，分 2 次水煎服即可。此方對於下腹脹痛，尿頻、急、熱、痛反覆出現，或有小便脹痛，口苦咽乾等症狀的慢性膀胱炎男性，有疏肝理氣、活血清熱的功效。

【方法二】

原材料：太子參 15 克、土茯苓 30 克、生地榆 30 克、石葦 30 克、木通 10 克、澤蘭 10 克、白朮 10 克、製牛膝 10 克。

使用方法：每日 1 劑，分 2 次水煎服即可。此方對於尿頻、尿急、尿痛或尿失禁反覆發生、腹脹、飲食少等症狀的慢性膀胱炎有健脾益氣、清利濕熱功效。

前列腺炎

疾病特徵

前列腺炎主要是指前列腺被感染導致急慢性炎症，從而引起的全身或局部症狀的疾病。前列腺炎多發於青壯年男性，也是男性的一種常見病。

前列腺炎，可以分為急性前列腺炎和慢性前列腺炎兩種。急性前列腺炎主要表現為尿頻、尿急、尿痛，可能會出現血尿或尿道膿性分泌物或排尿困難。當病情發展到一定程度時，還會出現會陰部脹痛不適、小腹隱痛等症狀，同時可能會伴有發熱、寒戰、厭食、乏力等全身症狀。

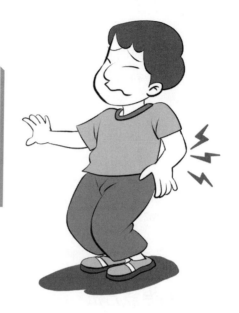

除了寒戰、厭食、乏力等全身症狀外，還會有一些尿道、會陰、腹部的明顯不適感覺。

慢性前列腺炎一般自覺症狀較少，但也可能表現出一些急性症狀，如排尿不適、有排尿不盡感、尿頻、尿急，後尿道、會陰和肛門處有墜脹不適感、下腰部位有疼痛感等。

發病原因

前列腺炎的發病原因多是因為全身或局部抵抗力減弱，或某些致病菌經血液或經尿道進入前列腺，導致感染發炎。當急性前列腺炎未被治癒，便可能慢性化，成為慢性前列腺炎。

前列腺炎在中醫中屬於熱淋、勞淋等範疇，一般認為主要是由於外感熱毒、飲食失節、房事太過等原因導致。

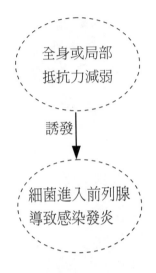

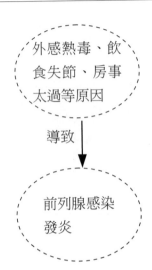

中醫治療方法

中醫常把前列腺炎分為氣滯血瘀、腎氣虧虛、濕熱等幾種類型,進行藥物、針灸、食療等治療方法,也具有一定的治療功效。下面介紹一些相關的中醫治療方法,以供參考:

● 日常食療

原材料:車前子 60 克、橘皮 15 克、通草 10 克、綠豆 50 克、高粱米 100 克。

使用方法:將綠豆、高粱米分別淘好,洗淨備用;將車前子、橘皮、通草用紗布包好,煎汁去渣取汁;將綠豆、高粱米加入藥汁中,一起煮粥。食用時應空腹服,連服數日。此方對於前列腺炎有健脾和胃、行氣止痛、利尿通淋的功效。

● **中藥內服**

原材料：龍膽草 10 克、黃柏 10 克、山梔子 10 克、車前子 10 克、木通 10 克、川楝子 10 克、赤芍 10 克、丹皮 10 克、茯苓 10 克、生甘草 6 克。

使用方法：將上述藥物放入砂鍋中，加水煎服，每日 1 劑即可。本方對於會陰及小腹有脹痛、抽痛感，有尿頻、尿急、尿痛等症狀的濕熱型急性前列腺炎，有清熱除濕、理氣活血的功效。

● **針　灸**

取穴：一般有兩組常用的穴位，一組為關元、會陰、膀胱俞、合谷穴，另一組為中極、腎俞、尺澤穴。配穴為濕熱型男性，可以加小腸俞、陰陵泉穴；陰虛火動型男性，可以加三陰交、太谿穴；腎虛陽衰型，可以加命門、氣海、三陰交穴；氣滯血瘀型，可以加血海、陰陵泉、百會、氣海穴。

療法：針灸時以中強度刺激，採用提插捻轉手法，針刺關元、中極穴時以男性的陰莖頭或尿道口自感有酸脹感為好。這兩組穴位可以交替使用，每日或隔日一次，每次 15 分鐘左右即可，10 次為一療程。

前列腺肥大

疾病特徵

前列腺肥大，又稱前列腺增生，中醫又稱「癃閉」，

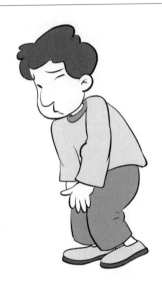

前列腺肥大直接影響排尿，會直接導致排尿困難、排尿無力、尿頻、尿急等問題，有尿不盡感，有的可能伴有尿失禁、尿瀦留、血尿等症狀。

主要是指尿道周圍前列腺的良性腺瘤樣增生，導致不同程度的排尿困難的疾病。前列腺肥大多發於中老年男性，也是男性的一種常見病。

前列腺肥大的症狀在早期表現不明顯，隨著病情加重才會出現各種症狀。主要表現為尿頻、尿急；排尿困難，有排尿不盡感；排尿無力，尿流變細或排尿中斷；也可能有尿失禁、尿瀦留、血尿等症狀。

發病原因

前列腺肥大的發病原因，一般認為是因為內分泌紊亂，特別是與男性雄激素分泌失衡有很大關係。

內分泌紊亂，特別是男性雄激素分泌失衡	誘發導致 →	前列腺肥大

中醫治療方法

中醫認為，對於前列腺肥大應該以調和陰陽、軟堅散結為主，伴以清熱利濕、消瘀散結等治法。中醫治療方法對於改善前列腺肥大的梗阻症狀、減少前列腺增生併發症等有一定的功效。下面介紹一些相關的中醫治療方法，以供參考：

● 日常食療

原材料：石葦 30 克、車前子 30 克、田螺 250 克、調料適量。

使用方法：將田螺用水養兩天，待去盡泥汙後，去除尾尖備用；將石葦、車前子用紗布包好；將石葦、車前子和處理好的田螺一起放入鍋中，可加入調料適量調味，煲湯；熟後去藥袋，飲湯，吃肉。此方中的石葦利水通淋，車前子利尿化濕，田螺清熱利水、通尿閉，對於前列腺肥大造成的排尿困難有一定的作用。

● 中藥內服

【方法一】

原材料：龍膽草 15 克、黃芩 12 克、山梔子 12 克、澤瀉 12 克、木通 6 克、車前子 15 克、當歸 10 克、生地黃 15 克、柴胡 10 克、生甘草 6 克、豬茯苓 12 克、阿膠 10 克、滑石 12 克、三棱 12 克、莪朮 12 克、丹皮 12 克、赤勺 12 克、大黃 6 兌、蒲黃 10 兌、白勺 12 兌、石菖蒲 12 克、薏苡仁 15 克。

使用方法：此方對於濕熱蘊結型男性前列腺肥大，有

清利濕熱、消瘀散結的功效。具體的服用事項等應諮詢中醫醫師。

【方法二】

原材料：生熟地 10 克、山萸肉 10 克、雲苓 10 克、牛膝 10 克、知母 10 克、黃柏 9 克、澤瀉 10 克、海藻 10克、昆布 10 克、丹皮 10 克、車前草 15 克。

使用方法：此方對於小便頻繁、排尿不暢、頭暈耳鳴、心情煩躁、口乾等的陰虛火旺型男性前列腺肥大，有滋陰降火、益腎固精的功效。具體的服用事項等應諮詢中醫醫師。

● 按　摩

按摩手法：用食指、中指按揉臍下 1.5 寸、2 寸以及 4寸共 3 個部位，各 1 分鐘；以掌斜擦兩側腹部10～20次；以掌橫擦胸上部，以熱為度；以掌橫擦骶尾部（肛門向上一掌寬部位），以熱為度；雙手掌向兩側胸肋同時搓動，並向下移至腰部，反覆操作 1 ～ 3 分鐘；以單掌按於臍與恥骨聯合線中點處，用掌根向恥骨聯合部按壓，逐漸增加壓力，同時也可以配合震顫手法，效果更好。此法對於男性前列腺肥大造成的排尿困難等症狀，有一定的作用。

睾　丸　炎

疾病特徵

睾丸炎是男科常見疾病，一般分為急性化膿性睾丸炎

和腮腺炎性睾丸炎兩種，其中以急性化膿性睾丸炎最為多見。

　　睾丸炎的主要症狀表現為睾丸腫脹疼痛、紅腫，並向腹股溝處放射，有明顯的下墜感覺，同時伴有發熱、惡寒、噁心、嘔吐症狀。如果是病毒性睾丸炎，有時可見腮腺腫大與疼痛現象。

發病原因

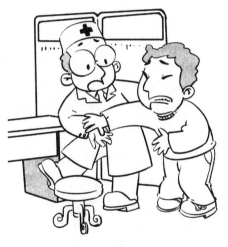

　　引起睾丸炎的原因很多，感染、外傷、腫瘤都可以引起。但一般來說，睾丸炎多數是由於睾丸被致病菌感染所導致，常見的致病菌是葡萄球菌、鏈球菌、大腸桿菌等。另外，流行性腮腺炎病毒嗜好於侵犯睾丸，往往在男性出現流行性腮腺炎後不久，就出現病毒性睾丸炎，這種情況很可能導致男性睾丸功能喪失而造成不育症。

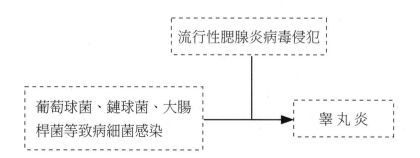

中醫治療方法

中醫治療睪丸炎，一般可以採用藥物和食療的方法來進行治療或調理。下面介紹一些相關的中醫治療方法，以供參考：

● 日常食療

原材料：龍葵鮮根 30 克、燈籠草 30 克、雞蛋 2 枚。

使用方法：將龍葵鮮根、燈籠草與雞蛋一起加水同煮，服湯食蛋即可。此方具有清熱解毒、利水消腫的功效，對睪丸炎有一定的治療作用。

● 中藥內服

【方法一】

原材料：川楝子 9 克、當歸尾 9 克、山楂 9 克、赤芍 6 克、山梔子 6 克、枳實 6 克、澤瀉 6 克、橘核 5 克、延胡索 5 克、木通 3 克。

使用方法：將上述藥物放入砂鍋中，加水適量，水煎兩遍，可早晚分服。此方適宜於睪丸炎的初期治療，具有清熱解毒、消炎鎮痛、化瘀活血、利尿等功效。

【方法二】

原材料：大黃 10 克、當歸 10 克、桃仁 10 克、紅花 10 克、穿山甲 10 克、瓜蔞根 15 克、柴胡 10 克、甘草 5 克。

使用方法：此方對於男性睪丸腫大、疼痛較輕微、手摸感覺堅硬等的氣滯血瘀型睪丸炎，有一定的治療功效。

如果男性睾丸腫大情況比較嚴重，則可以加橘核10克、荔枝核10克。具體的服用事項等應向中醫醫師諮詢。

【方法三】

原材料：黃芩 10 克、梔子 10 克、木通 10 克、車前子（包煎）10 克、澤瀉 10 克、當歸 10 克、生地 10 克、柴胡 6 克、甘草 12 克、龍膽草 15 克、金銀花 20 克、川楝子 20 克。

使用方法：此方對於有發熱惡寒，睾丸腫脹疼痛，質地硬，小便赤澀、大便乾等症狀的濕熱型睾丸炎，有清利濕熱、解毒消癰的功效。具體的服用劑量等應向中醫醫師諮詢。

【方法四】

原材料：黃芪 20 克、黨參 15 克、茯苓 15 克、白朮 10 克、熟地 15 克、枸杞子 15 克、菟絲子 15 克、當歸 10 克、白芍 15 克、甘草 5 克、穿山甲 10 克、蒲公英 15 克。

使用方法：此方對於有睾丸腫大、纏綿難癒，或潰後流清稀膿，陰囊不紅不熱、疼痛不甚，神疲乏力，頭暈目弦，面色萎黃等症狀的氣血虧虛型睾丸炎，有一定的治療功效。具體的服用事項等應向中醫醫師諮詢。

睾丸附件炎

疾病特徵

睾丸附件炎，也被稱為附睾炎，是中青年男性較常見的疾病，主要是指睾丸附件被感染出現炎症的一種疾病。

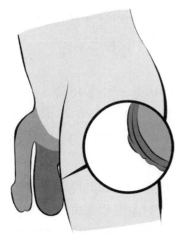

根據睪丸附件炎的症狀表現，可歸為中醫上的子癰、淋證等範疇。

一般來說，睪丸附件炎被分為急性附睪炎、慢性附睪炎。睪丸附件炎症狀主要表現為：附睪和整個陰囊紅腫增大，墜脹不適，局部疼痛嚴重，甚至可能影響行動，疼痛可放射至下腹部及同側大腿內側。同時，可能伴有發熱、畏寒，陰囊皮膚紅腫和陰囊水腫症狀。另外，在附睪上可觸摸到小疙瘩，有堅硬感。

發病原因

睪丸附件炎發病常是由大腸桿菌、葡萄球菌或鏈球菌等致病菌經輸精管逆行進入附睪造成的，繼發於尿道炎、前列腺炎及精囊炎，或發生於尿道器械操作或長期留置導尿管後，以逆行途徑引起感染。另外，近年來支原體、衣原體已成為主要致病病原體，結核菌感染也有增長趨勢。

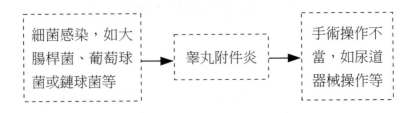

| 細菌感染，如大腸桿菌、葡萄球菌或鏈球菌等 | → | 睪丸附件炎 | → | 手術操作不當，如尿道器械操作等 |

中醫治療方法

中醫藥治療對於睪丸附件炎具有一定的療效，而且比較安全，很少有副作用發生，對患者治療是一個很好的選擇。

● 日常食療

【方法一】

原材料：鮮海蚌肉 50 克、調料適量。

使用方法：將鮮海蚌肉放入鍋中，加水及適量調料煮湯食用，每日 1 次即可。

【方法二】

原材料：粳米 50 克、絲瓜 1 條。

使用方法：將絲瓜去皮洗淨，切片備用；將絲瓜與粳米一起放入鍋中，加水煮粥食用，每日1次即可。

● 中藥內服

【方法一】

原材料：龍膽草 15 克、黃柏 15 克、蒲公英 30 克、紫花地丁 30 克、川楝子 10 克、桃仁 10 克、延胡索 10 克、柴胡 10 克、荔枝核 20 克、生甘草 4 克。

使用方法：將上述藥物水煎服，每日 1 劑即可。

【方法二】

原材料：柴胡 10 克、赤芍 10 克、川楝子 10 克、膽草 10 克、荔枝核 10 克、橘核 10 克、澤瀉 10 克、茵陳 10 克、大貝母 10 克、車前子 10 克、金銀花 15 克、野菊花

15 克、甘草 5 克。

　　使用方法：將上述藥物加水煎服，每日 1 劑，每次可服 100 毫升，每日可分 3 ～ 5 次飲用。此方有疏肝解鬱、活血止痛、清熱解毒、消腫散結的功效，適宜於睪丸附件炎患者。

　　● **中藥外敷**

　　原材料：敗醬草 150 克、千里光 150 克、馬齒莧 150 克。

　　使用方法：將上述藥物放入砂鍋中，加水 1000 毫升，水煎後去渣取汁，將藥汁放入碗中，待溫後，取乾淨紗布進行局部薰洗或濕敷。一般每次 30 分鐘，每日 2 ～ 3 次。如果上述藥物是鮮品，則可以搗爛外敷，效果更好。此方可清利濕熱、瀉火解毒、理氣行滯、活血通絡，對於睪丸附件炎有較好的功效。

龜頭包皮炎

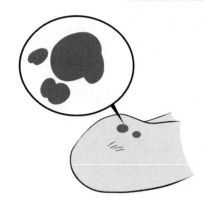

疾病特徵

　　龜頭或包皮內側發生急性、慢性炎症，稱龜頭包皮炎，在中醫屬於疳瘡等範疇。龜頭包皮炎分為包皮炎和龜頭炎，因兩者常常同時出現故合稱為龜頭包皮炎，是一種常見

的男性外陰部疾病。

龜頭包皮炎症狀主要表現為：龜頭或包皮內側充血水腫，陰莖的皮膚發紅、腫脹，自覺龜頭有灼熱和瘙癢的感覺；在龜頭和包皮上，可見紅斑出現，或可能有小疱疹或水疱。在病情嚴重時，龜頭或包皮內側皮膚可能會發生糜爛，或發展為潰瘍，有時有排尿痛。

發病原因

龜頭包皮炎的發病原因很多，但包莖或包皮過長、龜頭或包皮不乾淨、有包皮垢等，都容易產生細菌繁殖和感染，因此一般也比較容易引起龜頭包皮炎。某些致病菌，如念珠菌、阿米巴原蟲、滴蟲等也可能引起龜頭包皮炎。另外，局部創傷、摩擦、肥皂和清潔劑等的刺激，也可導致此病。

中醫認為，龜頭包皮炎是由於敗精濁物凝結，生濕化火，以致包皮、龜頭腫痛潰爛。

中醫治療方法

中醫上一般將龜頭包皮炎分為濕熱生蟲型、毒火鬱結型等，分型以治療，總的治法是以清肝瀉火，清熱解毒為主。下面介紹一些中醫治療方法，以供參考之用：

● 中藥內服
【方法一】
原材料：龍膽草 10 克、柴胡 10 克、黃芩 10 克、山梔子 10 克、車前子 10 克、澤瀉 10 克、木通 10 克、土茯苓

30 克、百部 10 克、貫眾 10 克、鶴虱 10 克。

使用方法：此方對於有龜頭部潮紅、起水疱或糜爛、陰莖疼痛、陰部瘙癢、口苦口黏、小便黃赤等症狀的濕熱生蟲型龜頭包皮炎，有清熱除濕、殺蟲止癢的功效。具體的服用事項等應諮詢中醫醫師。

【方法二】

原材料：黃連 10 克、黃芩 10 克、山梔子 10 克、木通 10 克、生地 10 克、淡竹葉 10 克、澤瀉 10 克、大黃 6 克、生甘草 10 克。

使用方法：將上述藥物放入砂鍋中，加水煎服，每日 1 劑即可。如果男性有包皮和龜頭紅腫，有紅斑、丘疹、水疱或潰爛，自覺疼痛，排尿不暢，伴有口舌生瘡、急躁易怒等症狀，是由於毒火鬱結、不得宣洩所致，此方有清熱、瀉火、解毒的功效。

【方法三】

原材料：知母 6 克、黃柏 6 克、甘草 6 克、玄參 15 克、臘梅花 15 克、龍膽草 5 克、白芷 5 克、金銀花 15 克、七葉一枝花 10 克、蟬蛻 3 克、薏苡仁 50 克、牡丹皮 9 克、赤芍 12 克。

使用方法：將上述藥物放入砂鍋中，水煎 2 次服用，可分 2 次服，每日 1 劑即可。此方對於有龜頭、包皮紅腫灼痛、滲流黃水、有腥臭味、口苦咽乾、心煩易怒、小便短赤、大便秘結等症狀的男性龜頭包皮炎，有一定的治療功效，適宜於急性龜頭包皮炎的早期。

【方法四】

原材料：山茱萸 10 克、枸杞子 9 克、玄參 12 克、石

斛 9 克、菟絲子 10 克、南沙參 12 克、北沙參 15 克、生地黃炭 12 克、牡丹皮 9 克、金銀花 12 克、澤瀉 9 克、黃柏 9 克、苦參 10 克。

使用方法：將上述藥物水煎 2 次，分 2 次服下，每日 1 劑即可。此方對於有龜頭腫痛或龜頭潰爛、久不癒合、盜汗、口乾、小便短少等症狀的陰虛火毒型龜頭包皮炎，有滋陰、清熱、解毒的功效。

尖 銳 濕 疣

疾病特徵

尖銳濕疣，又稱尖圭濕疣、生殖器疣或性病疣，是現代社會最常見的性傳播疾病之一，屬於中醫的疣等範疇，多發於 16 ～ 35 歲的青壯年人。

尖銳濕疣表現在男性身上，多發於冠狀溝、龜頭、包皮內側、包皮系帶、尿道口、陰莖體部等部位，同性戀者好發於肛周及直腸部。主要表現為在以上部位出現小而柔軟的淡紅色疣狀丘疹，逐漸增大增多，表面凹凸不平，濕潤柔軟，呈乳頭狀、菜花狀及雞冠狀等；其根部往往有蒂，有的可融合

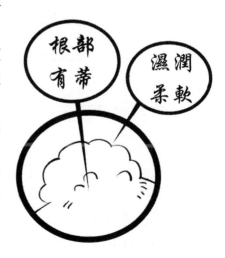

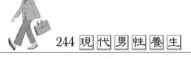

成大的團塊，易發生糜爛，並帶有惡臭味，但一般不疼、不癢、不出血。

發病原因

尖銳濕疣多起因於性交導致的病毒感染，主要是人乳頭瘤病毒所引起。一般來說，患包莖的男性尤其容易受染或復發。此外，有的男性好吸菸、喝酒，或有其他性病等，也容易導致本病的發生。

中醫認為本病的發生是由於氣血失和，腠理不密，加之房事不潔等因素，最終導致本病發生。

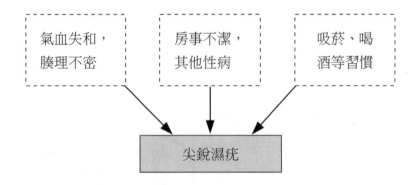

中醫治療方法

對於尖銳濕疣，採用中醫方法治療，不僅取材方便，治療效果也比較好。下面介紹一些中醫治療方法，以供參考：

● 日常食療
原材料：白花蛇舌草 30 ～ 60 克、蜂蜜適量。

使用方法：將白花蛇舌草放入砂鍋中，加水煎汁，去渣取汁備用；將藥汁調入蜂蜜適量，頻飲即可。此方適用於毒熱型尖銳濕疣患者。

● 中藥內服

【方法一】

原材料：蒼朮 10 克、黃柏 10 克、薏苡仁 30 克、土茯苓 30 克、丹皮 10 克、通草 10 克、澤瀉 10 克、馬齒莧 30 克。

使用方法：此方對於有肛周皮損潮濕紅潤，或有包皮過長、口苦口黏、口渴不喜飲水、小便黃等的濕熱下注型尖銳濕疣，有清利濕熱、解毒消疣的功效。如果男性的濕熱情況較重，可加入龍膽草10克；如果有大便不通症狀，可加入蘆薈10克。具體的服用劑量等應諮詢中醫醫師。

【方法二】

原材料：馬齒莧 60 克、敗醬草 15 克、紫草 15 克、大青葉 15 克、木賊草 15 克。

使用方法：此方有清熱解毒、活血散結的功效，適用於疣體增大迅速，或合併梅毒、淋病，有明確的不潔性交史，自覺症狀常較輕的外染毒邪型尖銳濕疣。如果病程較長，可以酌加蜂房、丹參、紅花等活血化瘀藥物。具體的服用劑量等應諮詢中醫醫師。

【方法三】

原材料：桃仁 10 克、紅花 10 克、川芎 10 克、當歸 10 克、丹參 10 克、蜂房 10 克、柴胡 10 克、夏枯草 30 克。

使用方法：此方有活血化瘀、疏肝理氣、清熱解毒、軟堅散結的功效，適宜於皮損暗紅或暗褐色、增長緩慢、經久不消，或有疼痛的氣血瘀滯型尖銳濕疣。如果男性為氣虛，可加入生黃芪 30 克；如果疣體手感堅硬，可以加入生龍骨 30 克、生牡蠣 30 克。具體的服用劑量等應諮詢中醫醫師。

梅　　毒

疾病特徵

梅毒，在民間稱為「楊梅大瘡」，在性病中，它對人體的危害僅次於愛滋病，是一種影響全身臟器和組織的疾病，與結核、麻風一起並列為世界三大慢性傳染病。

梅毒的發展比較緩慢，病程很長。一般梅毒被分為一、二、三期，其症狀一般表現為：一期時，在男性的包皮、冠狀溝、龜頭或系帶等處容易出現一個硬的、無痛性的圓形結節，開始表現為潮紅、濕潤，漸漸破潰、糜爛，

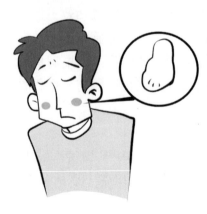

形成潰瘍，一般 2 ～ 6 週後便自行消退；二期時，多數患者會表現有皮疹，叫梅毒疹，同時可有低熱、頭痛、咽痛、疲倦、關節鈍痛等全身症狀；三期時，患者身體的面部、軀幹和四肢部位，會出現堅硬的瘤樣結節，也可能出現有彈性的腫瘤，這

些腫瘤在不久後會發生破裂而形成潰瘍，即使治癒也會留下瘢痕。

發病原因

梅毒通常是由梅毒螺旋體病原菌感染所導致。一般來說，當男性與梅毒患者的進行性接觸時，皮膚或黏膜若有細微破損則可得病。

多數的梅毒患者是由不潔性交傳染梅毒，少數是由接吻、握手、輸血、接觸污染的物品等感染。

中醫治療方法

中醫治療梅毒具有整體性強的優點，可以補充西醫治療上的一些不足。在治療上，中醫一般認為是需要驅除梅毒的致病因素，有針對性地調整患者的機體狀況，增強抗病能力，促進已損害的組織和生理機能的恢復。下面介紹一些相關的中醫治療方法：

● 中藥外洗

【方法一】

原材料：包心白菜 5000 克、青鹽末 2000 克、硇砂10克、煅石膏粉 100 克。

使用方法：將包心白菜洗淨後切成 3 公分長片段，將白菜放入密封容器中，配以青鹽末分層撒於菜中；密封 1 週後壓榨取汁，再加上硇砂、煅石膏粉，攪拌均勻後，冷藏備用。使用時，每天搽於患處 1 ～ 2 次即可。

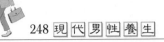

【方法二】

原材料：雄黃 60 克、乳香 60 克、黃柏 30 克。

使用方法：將上述藥物一起研磨為細末，用水攪拌均勻後，調敷於患處，對於患處病變有一定作用。

【方法三】

原材料：蒼朮 30 克、川椒 9 克。

使用方法：將蒼朮、川椒放入砂鍋中，水煎後，將湯藥放於窄口罐內，將患處對罐口用熱氣薰，當湯藥半熱時，將湯藥傾於盆內，淋洗患處，最後以潔淨布擦乾即可。

● **中藥內服**

【方法一】

原材料：銀花 45 克、土茯苓 45 克、蒲公英 30 克、生黃芪 20 克、薏苡仁 20 克、小紅豆 20 克、龍膽草 10 克、馬齒莧 10 克、蒼耳子 10 克、皂角刺 10 克、大楓子 3 克、車前子（包煎）15 克。

使用方法：將藥物加水煎服，每日 1 次即可。此方適宜於各期梅毒，有扶助正氣、清熱、解毒利濕的功效。如果有結節，可以加孩兒茶 3 克；如果脾虛血虧，可以加黨參 10 克、白朮 10 克、當歸 10 克；如果腎陰或腎精不足，可以加淫羊藿 10 克、五味子 10 克、菟絲子 10 克。具體服用事項等應諮詢中醫醫師。

【方法二】

原材料：土茯苓 30 克、川芎 10 克、桔梗 12 克、黃芪 30 克、芍藥 15 克、大黃 6 克、生甘草 6 克。

使用方法：將藥物加水煎服，每日 1 劑，可早晚分

服。適宜於病發感染梅毒後 10 週左右，出現了發熱、頭痛、咽痛等全身症狀的情況。

淋　　病

疾病特徵

淋病是一種泌尿生殖系統的化膿性感染疾病，也可侵犯眼睛、咽部、直腸和盆腔等處而引起炎症，是常見的性傳播疾病之一。淋病，一般可歸屬於中醫學的淋證、淋濁、毒淋等範疇。

淋病，以排出膿性分泌物或腹部劇痛為主要特徵，同時可能伴有尿頻、尿急、排尿困難，排尿時有燒灼樣疼痛，或尿道口紅腫溢膿；會陰部墜脹疼痛等症狀。另外，有的男性可能會有全身症狀，如發熱、全身倦怠無力、不適、食慾不振，甚至噁心、嘔吐等。淋病早期診治可迅速

食慾不振、全身倦怠無力等只是淋病的部分外在表現，主要的判斷特徵是有膿性分泌物排出或腹部劇痛，也可能伴有尿道不適症狀。

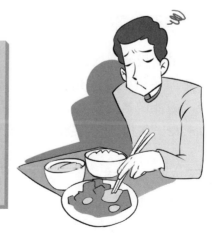

痊癒,如果治療不及時轉為慢性,治癒就比較慢了,甚至可能多年不癒。

發病原因

淋病主要是由一種叫做淋球菌(又稱奈瑟淋球菌)所引起。一般來說,主要由性交感染,間接接觸也可能造成感染,如果是剛出生的胎兒可經產道患病。

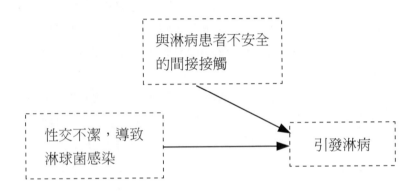

中醫治療方法

淋病是一種很古老的疾病,在中醫中也早有記載,採用中藥治療也有不錯的效果,不僅能清熱解毒、抗菌消炎,還能增強機體免疫力,祛濕止癢、緩解局部症狀。下面列舉一些相關的中醫治療方法,以供參考:

●日常食療
【方法一】
原材料:滑石 30 克、瞿麥 10 克、粳米 60 克。

使用方法：先將滑石用布包紮好，再與瞿麥同入砂鍋中，加水煎煮，去渣取汁後，加入粳米煮成稀粥即可。應空腹服用，適宜於有排尿不爽、淋瀝不斷、小便短赤或混濁、有熱澀或刺痛感等症狀的濕熱型淋病。

【方法二】

原材料：冬葵葉 200 克。

使用方法：將冬葵葉放入鍋中，加水適量煮湯，去渣取汁，食藥汁即可。此方也較適宜於濕熱型淋病。

【方法三】

原材料：石韋 15 克、連線草 15 克、豬鬃草 15 克。

使用方法：將上述藥物水煎取汁，代茶頻飲即可，適宜於各型淋病。

【方法四】

原材料：冬葵根 30 克、車前子 15 克。

使用方法：將上述藥物水煎取汁，代茶頻飲即可，適宜於各型淋病。

● 中藥外洗

【方法一】

原材料：生軍粉 10 克、魚腥草 60 克、黃柏 12 克、明礬 5 克、烏梅 3 個。

使用方法：將上述藥物水煎取汁，待溫熱後外洗患處，每日 2 次，每次 30 分鐘。適宜於急性淋病，能緩解局部症狀。

【方法二】

原材料：敗醬草 1000 克。

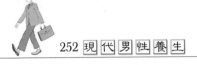

使用方法：將敗醬草加水 2000 毫升，煎 30 分鐘，去渣取汁待涼後，分 2 次沖洗患處，每日 1 劑即可。敗醬草具有清熱解毒消腫的作用。

【方法三】

原材料：銀花 20 克、蒲公英 20 克。

使用方法：將上述藥物水煎取汁，待溫熱後外洗患處，每日 3～5 次。

● 中藥內服

原材料：龍膽草 10 克、黃芩 10 克、柴胡 10 克、敗醬草 10 克、野菊花 10 克、土茯苓 30 克、地丁草 30 克、車前子 10 克、澤瀉 10 克。

使用方法：將上述藥物水煎後服用。此方有清熱、除濕、解毒、通淋的功效，適宜於急性淋病早期。

免疫性不育症

疾病特徵

男性免疫性不育症，主要是指在不孕夫婦除存在抗精子免疫或抗透明帶免疫外，其他方面均正常。

免疫性不育症一般與身體外在健康狀況沒有明顯的因果關係，沒有什麼症狀，或有一些不明顯症狀易被忽略，如小便常發黃、有時熱痛、煩躁易怒等。

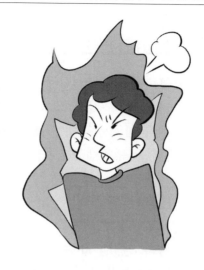

哎呀！
氣死我了，
到底是為什麼呀？

發病原因

目前研究得比較多的主要有抗精子免疫性不孕和抗透明帶免疫性不孕兩種，男性多發抗精子免疫性不孕。其常見的病因有輸精管結紮、睾丸炎、附睾炎、前列腺炎、生殖道損傷、精索靜脈曲張、免疫抑制功能障礙等。

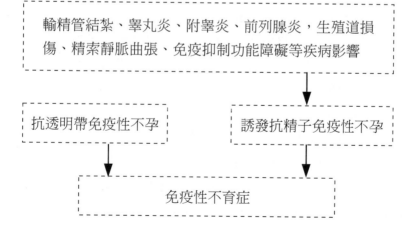

輸精管結紮、睾丸炎、附睾炎、前列腺炎，生殖道損傷、精索靜脈曲張、免疫抑制功能障礙等疾病影響

抗透明帶免疫性不孕

誘發抗精子免疫性不孕

免疫性不育症

中醫治療方法

中醫目前對免疫性不育症經過長時間的探索，也積累了許多經驗，顯示出了一定優勢。中醫治療免疫性不育症，一般是由滋陰補腎、清熱解毒、活血祛瘀、利濕化濁、健脾祛痰等多種方法進行治療，取得了一定的作用。

● 日常食療

【方法一】

原材料：熟地 30 克、何首烏 30 克、枸杞子 10 克、女貞子 10 克、大棗 10 枚、大米 100 克。

使用方法：將熟地、何首烏、枸杞子、女貞子一起放入砂鍋中，水煎後去渣取汁；將藥汁與大米、大棗一起煮粥食用，每日 2 次。此方可補益肝腎、養陰益精，適宜於腎陰虧虛型免疫性不育症。

【方法二】

原材料：茯苓 15 克、山藥 15 克、青皮 10 克、大棗 5 枚、鮮藕 120 克、白糖適量。

使用方法：將上述藥物水煎後去渣取汁，將藥汁加白糖調味，攪拌均勻後飲服。每日 1 劑，可分 3 次服用。此方可行氣解鬱，適宜於肝氣鬱結型免疫性不育症。

【方法三】

原材料：雞肝 1 具、人參 10 克、菟絲子 15 克、枸杞子 15 克、小米 100 克、調料適量。

使用方法：將人參、菟絲子、枸杞子一起水煎，然後後去渣取汁備用；雞肝洗淨，切細，與小米一同煮粥；待

粥熟時調入藥汁，加入調料適量，再煮沸後服食，每日 2
次。此方可補腎益氣、養肝助陽，適宜於肝腎不足、腎陰
虧虛型的免疫性不育症。

● 中藥內服
【方法一】
原材料：枸杞子 30 克、覆盆子 30 克、桃仁 10 克、紅
花 10 克、赤芍 10 克、川芎 10 克、路路通 30 克、三棱 15
克、莪朮 15 克、牛膝 30 克、知母 10 克、黃柏 10 克、丹
皮 30 克。

使用方法：將上述藥物加水煎服，每日 1 劑即可，一
般 2 週為 1 個療程。此方具有活血通絡、益腎生精的功
效，適宜於男性免疫性不育。

【方法二】
原材料：生地 15 克、黃芪 15 克、土茯苓 15 克、赤芍
13 克、丹皮 13 克、丹參 13 克、白蒺藜 13 克、蟬蛻 10
克、防風 10 克、白朮 10 克。

使用方法：將上述藥物水煎內服，每日 1 劑即可，每
日服 2 次，一般 1 個月為 1 療程。此方具有清熱涼血、活
血、疏風固表之功效，適宜於男性免疫性不育症。

男性更年期綜合徵

疾病特徵

男性更年期綜合徵是近年才被醫學界提出的新型疾

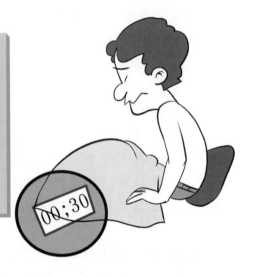

更年期可不是女性的「特有權利」，男性也有更年期哦。男性患者在此期間容易出現失眠、煩躁、過敏、心悸、多汗、乏力等症狀。

病，多指發生於男性 50 ～ 65 歲，因為性腺功能由盛而衰所導致的情緒、心理、精力、思維、食慾等一系列綜合徵。

男性更年期綜合徵持續的時間長短不一，短則數月，長者可達數年。病情程度的輕重亦不相同，輕者毫無察覺，重者則症狀明顯，影響日常生活。其症狀主要表現為：精神方面，容易出現抑鬱、憂慮、易疲勞、無力、煩燥不安、神經過敏、失眠等症狀，嚴重者甚至有些像精神病發作；血管方面，可能會出現頭痛、四肢發涼、心悸、陣發性潮熱、面紅、多汗等；性功能減退；在身體方面，可能有失眠、乏力、食慾不振、腹部肥胖等症狀出現。

發病原因

一般來說，男子更年期綜合徵的發生，與年齡有很大

的關係，隨著年齡的增長，性腺發生退行性改變，男性激素水準下降了很多，從而導致了男性更年期綜合徵的發生。另外，本病還容易發生於工作、生活壓力大，患有某些慢性疾病如糖尿病、抑鬱症等，有不良生活方式，如抽菸、酗酒、生活環境惡劣、缺乏體育運動、腹部肥胖等的男性。

　　男性更年期綜合徵，在中醫中屬於眩暈、心悸、失眠、虛勞等範疇，或稱為「男子臟躁」。

　　一般認為其是由於腎氣不足、天癸衰少、精血虛虧、陰陽平衡失調所造成。

年齡增長，性腺發生退行性改變，激素水準下降

抽菸、酗酒、生活環境惡劣、缺乏體育運動等不良生活方式

男性更年期綜合徵

工作、生活壓力大，或患有某些慢性疾病如糖尿病、抑鬱症等

腎氣不足、天癸衰少、精血虛虧、陰陽平衡失調

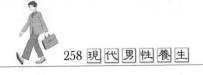

中醫治療方法

對於男性更年期綜合徵，中醫的食療、中藥內服都有很好的效果，而且較少副作用。下面列舉一些中醫治療方法，以供參考：

● 日常食療

【方法一】

原材料：鹿膠 50 克、新鮮雞肉 200 克、生薑 4 片、紅棗 5 枚、調料適量。

使用方法：將鮮雞肉去皮洗淨，紅棗去核，生薑洗淨備用；將全部用料放入燉盅內，加沸水適量，蓋上並用文火隔水燉 1 ～ 2 小時，加食鹽等調料調味即可食用。

【方法二】

原材料：合歡花 30 克（鮮品需要 50 克）、粳米 50克、紅糖適量。

使用方法：將合歡花、粳米同放入鍋內，加水 500 毫升，用文火煮至粥熟即可食用。此方具有安神解鬱、活血悅顏、利水消腫等功效，適宜於男子更年期易怒憂鬱、虛煩不安、健忘失眠等症。

【方法三】

原材料：水發海參 200 克、水發玉蘭片 65 克，蝦米27.5 克，白糖、薑、蔥、黃酒等調料各適量。

使用方法：將海參、玉蘭片切丁，蝦米用酒、水浸發備用；在鍋中放油燒沸後，爆蔥、薑，然後下蝦米、玉蘭丁，翻炒片刻，加水煮沸；然後，調入黃酒、醬油、味精

等調料，再下海參丁，煮10分鐘後勾芡，淋上熱麻油爆香的蔥油即成。此方有陰陽雙補、養血潤燥的功效，適宜於更年期腎虧不固、精血虛少造成的陽痿不舉、遺精、滑精、尿頻、腰膝酸軟等症狀。

● 中藥內服

原材料：熟地黃 30 克、山茱萸 12 克、山藥 12 克、遠志 6 克、枸杞子 6 克、茯苓 12 克、杜仲 9 克、小茴香 6 克、牛膝 9 克、五味子 6 克、巴戟天 9 克、肉桂 6 克（沖服）、甘草 6 克。

使用方法：將藥物水煎 2 次後，分 2 次服，每日一劑即可。此方具有溫腎壯陽、益精培元的功效，對於表現為精神萎靡、健忘、心悸、頭暈目眩、少氣耳鳴、陽痿、早洩、滑精、精液清稀、面色晦暗、畏寒肢冷、小便清長、夜尿頻多、尿後餘瀝、腰膝酸軟等症狀的命門火衰型男子更年期綜合徵有一定治療作用。

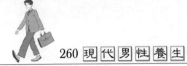

第七章

讓男性的健康從此甦醒

　　中醫認為推拿養生的基本原理是由刺激末梢神經，促進血液、淋巴循環及組織間的代謝，以協調各組織、器官間的功能，使機能的新陳代謝水準有所提高。推拿具有調和氣血的功效，運用按摩手法的機械刺激，將機械能轉化為熱能，可提高局部組織的溫度，促使毛細血管擴張，改善血液和淋巴循環，使血液黏滯性減低，降低周圍血管阻力，減輕心臟負擔，故可防治心血管疾病。推拿還具有抗炎、退熱、提高免疫力的作用，可增強人體抗病能力。推拿方便簡單，不需要特殊醫療設備，也不受時間、地點、氣候條件的限制，隨時隨地都可實行；易學易用，無任何副作用。正由於這些優點，推拿已成為廣大群眾青睞的養生保健措施，男性養生自然也離不開推拿的方式。對於一個健康的男性來說，推拿能增強其抗病能力，取得很好的保健效果；對於患者來說，推拿能使患者局部症狀消失，起到很好的調理功效！

中醫推拿養生常用手法

中醫男性推拿的方法很多，首先我們應該瞭解的是推拿的常用手法：

按　法

以拇指或掌根在身體一定的部位或穴位上逐漸向下用力按壓，這是一種誘導的手法，適用於全身各部位。操作按法時，著力部位要緊貼體表，不可移動，用力要由輕至重，不可猛然用力按壓。

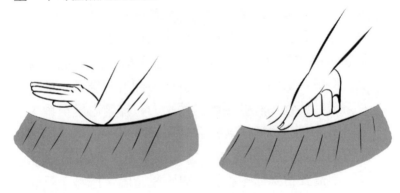

摩　法

以掌面或指面附著於穴位表面，以腕關節連同前臂做順時針或逆時針環形有節律的運動。在使用摩法時，要求肘關節自然屈曲，腕部放鬆，指掌自然伸直，動作要緩和而協調。本法刺激輕柔，是胸腹、脇肋部常用的手法。常用摩法撫摩腹部及脇肋，可使人氣機通暢，起到寬胸理

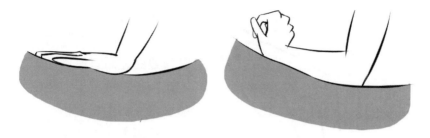

氣、健脾和胃、增加食慾的作用。

推　法

　　四指併攏，緊貼於皮膚上，向上或兩邊推擠肌肉。在運用推法時，指、掌、肘要緊貼體表，用力要穩，速度要緩慢而均勻。此種手法可在人體各部位使用，能增強肌肉的興奮性，促進血液循環，並有舒筋活絡的作用。

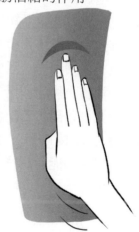

　　向上或兩邊推擠肌肉，動作要緩慢而均勻，指、掌、肘要緊貼體表。

拿　法

　　捏而提起謂之「拿」。此法是用大拇指和食指、中指指端對拿於患部或穴位上做對稱用力，一鬆一緊地拿按。

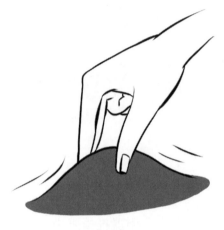

使用拿法時，腕部要放鬆、靈活，用指面著力。動作要緩和而有連貫性，不可斷斷續續，用力要由輕到重，再由重到輕，不可突然用力。本法具有祛風散寒、舒筋通絡、開竅止痛等作用，適用於頸部、肩部、四肢等部位或穴位。

揉　法

手指螺紋面或掌面放於穴位上，做輕柔而緩和的迴旋揉動。揉法具有寬胸理氣、消積導滯、活血化淤、消腫止痛的作用，適用於全身各部，若配合其他手法揉按中脘、腹部，對胃腸功能有良好的保健作用。

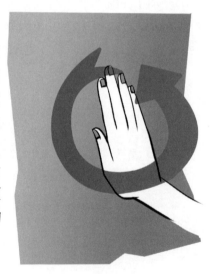

擦　法

將手掌附著在一定部位，直接來回摩擦，使之產生熱量。此手法益氣養血、活血通絡、祛風除濕、溫經散寒，具有良好的保健作用。

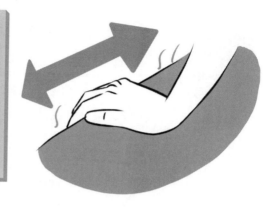

　　用力穩健，用手掌之力作用於體表某部位，來回摩擦生熱，如此能起到不錯的按摩效果。

點　法

　　用拇指頂端或中指、食指、拇指的中節（頂端也可），點按某一部位或穴位。點法具有開通閉塞、活血止痛、調整臟腑功能等作用，常用於治療脘腹攣痛、腰腿疼痛等病症。

　　如果要用中指、食指的頂端來完成這個動作，必須保證手指甲已經完全修剪乾淨，並且也要把手洗淨。

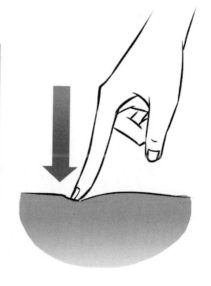

擊　法

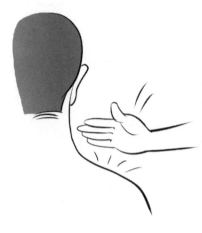

擊法常見方法為用拳背、掌根、掌側、指尖叩擊體表。擊法具有舒筋通絡、調和氣血的作用，使用時要快速而短暫，用力垂直叩打體表。在叩打體表時，不能有拖抽動作，速度和節律要均勻。其中，拳擊法常用於腰背部；掌擊法常用於頭頂、腰臀及四肢部位；側擊法常用於腰背及四肢部；指尖擊法常用於頭面、胸腹部。

搓　法

用雙手的掌面或掌側挾住一定部位，相對用力做快速搓揉，同時做上下往返移動。使用此法時，兩手用力要對稱，搓動要快，移動要慢。本法具有調和氣血、舒通經絡、放鬆肌肉等作用，適用於四肢及脅肋部。

在做搓柔動作的同時，做上下往返的移動，但要注意用力對稱、均勻。

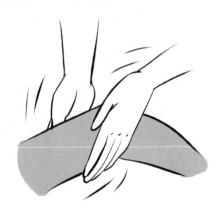

抖 法

　　是指用雙手握住患者的上肢或下肢遠端，微微用力做小幅度的上下連續顫動，使關節有鬆動感。此法具有疏鬆脈絡、滑利關節的作用，常與搓法合用，作為結束手法，可使患者有一種放鬆的感覺。

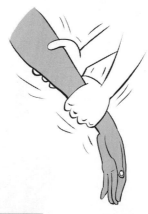

　　在使用這種方法時，用力一定要緩慢，根據患者的實際情況，幅度不能太大。

專家寄語

　　推拿按摩時要遵循身心放鬆、手法正確、用力恰當、循序漸進、持之以恆的原則，另外還要掌握按摩保健的時間。最好早晚各1次，如清晨起床前和晚上臨睡前，每次20分鐘為宜。為了加強療效，防止皮膚破損，在推拿按摩時可選用一定的藥物作潤油劑，如滑石粉、香油、按摩霜等。若局部皮膚破損、潰瘍、出血，或身體出現骨折、結核、腫瘤等，禁止在相關患處推拿按摩。有出汗現象時，應注意避風，以免感冒。此外，在過饑、過飽、酗酒或過度疲勞時，也不要推拿按摩。

尋找養生穴位的巧妙方法

穴位，也就是出現反應的部位。若身體有異常，穴位上便會出現各種反應。這些反應包括：

壓　痛

用手指一壓，會有痛感。

硬　結

以指觸摸，有硬塊。

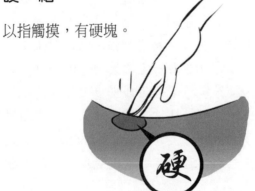

部位敏感

稍一刺激，皮膚便會刺癢
（感覺敏感）。

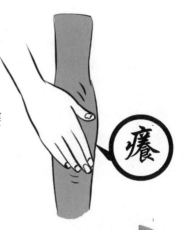

色素沉澱

出現黑痣、斑（色素沉澱）。

溫度變化

和周圍的皮膚產生溫度差等。

中醫認為，男性可以由以上反映的出現來判斷穴位的
有無。若出現前述的反應，即可判斷有穴位在。

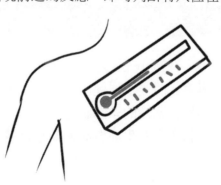

　　穴道的測量方法就是採用同身尺寸「一指寬」、「兩指寬」。例如，「一指寬」是指大拇指最粗部分的寬度；「兩指寬」則是指食指與中指並列，第二關節（從指尖算起的第二個關節）部分所量的寬度。一般根據被治療患者的手指寬度來測量。

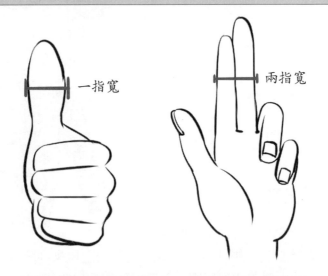

一指寬

兩指寬

男性健腎固精穴位推拿養生

　　中醫學認為，腎為「先天之本」、「生命之根」，男性很容易在天氣變化時候出現健康危機。中醫分析，腎喜溫，腎虛之人容易在寒冷的季節裏呈現內分泌功能紊亂，並可影響其他臟腑器官的生理機能。要想腎精充盛、腎氣健旺，保健按摩是一種有效的方法。

揉丹田

丹田位於肚臍下一寸至二寸處，相當於石門穴位置。方法是：將手搓熱後，用右手中間三指在該處旋轉按摩50～60次。能健腎固精，並改善胃腸功能。

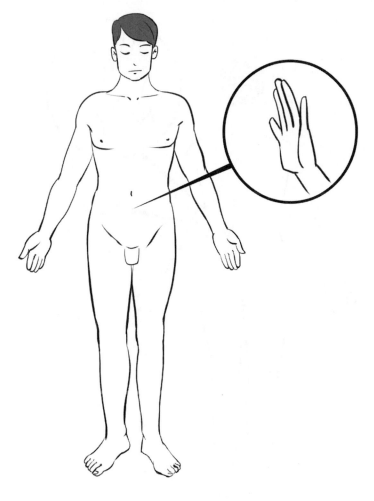

按腎俞

　　腎俞穴位於第二、三腰椎間水平兩旁一寸處，兩手搓熱後用手掌上下來回按摩 50 至 60 次，兩側同時或交替進行。對腎虛腰痛等有防治作用。

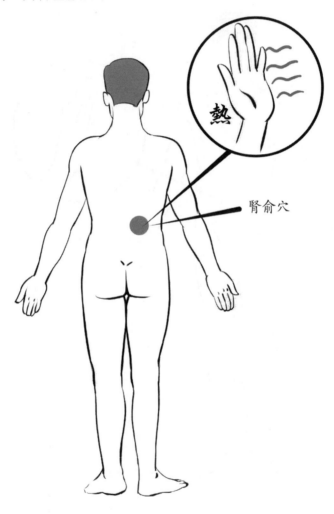

熱

腎俞穴

摩湧泉

湧泉穴位於足心凹陷處，為足少陰腎經之首穴。方法是用右手中間三指按摩左足心，用左手三指按摩右足心，左右交替進行，各按摩 60～80 次至足心發熱為止，能強筋健步，引虛火下行，對心悸失眠、雙足疲軟無力等有防治作用。

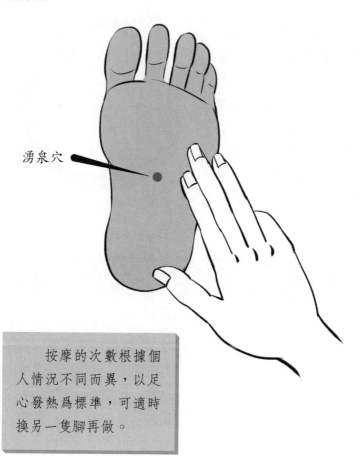

湧泉穴

　　按摩的次數根據個人情況不同而異，以足心發熱為標準，可適時換另一隻腳再做。

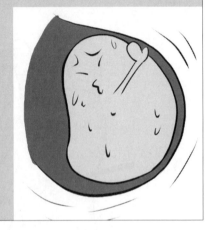

專家寄語

　　提醒廣大的男性朋友，睪丸對溫度的要求很高，維持正常的生理功能的最佳溫度是攝氏35度左右。其中陰囊就承擔了調節睪丸溫度的重任。雖然穿束身內褲、貼身牛仔褲很性感，但會影響睪丸散熱，還是少穿為好。一般提倡穿寬鬆的褲子，保持下身的通風、乾燥，使睪丸有一個輕鬆的工作環境，從而能發揮最大的生理功能。同時，長時間保持坐姿是非常不利於睪丸健康的，尤其是過軟的沙發要少坐。開長途車時，每兩小時活動15～20分鐘則有利於睪丸健康。

男性暢達氣血穴位推拿養生

　　中醫認為，腰眼穴居「帶脈」（環繞腰部的經脈）之中，為腎臟所在部位。腎喜溫惡寒，常按摩腰眼處，能溫煦腎陽、暢達氣血。腰眼穴位於腰部第三椎棘突左右3～4寸的凹陷處。

　　下面介紹一些常用的按摩方法：

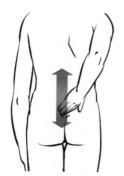

1. 兩手對搓發熱後，緊按腰眼處，稍停片刻，然後用力向下搓到尾閭部位（長強穴）。每次做 50 ～ 100 遍，每天早晚各做一次。

2. 兩手輕握拳，用拳眼或拳背旋轉按摩腰眼處，每次 5 分鐘左右。

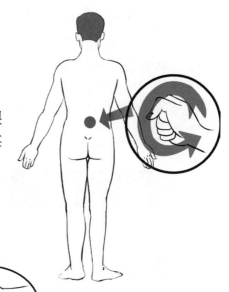

3. 兩手握拳，輕叩腰眼處，或用手捏抓腰部，每次做 3 ～ 5 分鐘。

中醫認為，男性想要暢達氣血養生可以食用何首烏，何首烏有補肝腎、益精血的作用，歷代醫家均用之於腎虛之人。明代李時珍說過：「何首烏，能養血益肝，固精益腎，健筋骨，烏髭髮，為滋補良藥，功在地黃、天門冬諸藥之上。」清代名醫黃宮繡亦云：「何首烏，諸書皆言滋水補腎，黑髮輕身，備極讚賞。」凡是腎虛之人頭髮早白，或腰膝軟弱、筋骨酸痛，或男子遺精，何首烏都有很好的功效。

男性强壯腰脊穴位推拿養生

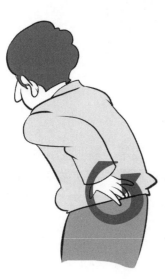

中醫認為，用掌搓腰眼和尾閭，不僅可以疏通帶脈和強壯腰脊，而且能起到固精益腎和延年益壽的作用。

中年男性經常搓腰眼，能防治風寒引起的腰痛症。

現代醫學研究證明，按摩腰部既可使局部皮膚裏豐富的毛細血管網擴張，促進血液循環，加速代謝產物的排出，又可刺激神經末梢，對神經系統的溫和刺激，有利於病損組織的修復，提高腰肌的耐力。

專家寄語

　　在強壯腰脊的問題上，男性也可使用冬蟲夏草，中醫認為其性溫，味甘，有補腎和補肺的作用，是一種平補陰陽的名貴藥材。如《本草從新》說其「保肺益腎。」《藥性考》也說：「蟲草秘精益氣，專補命門。」《柑園小識》還說：「以酒浸數枚啖之，治腰膝間痛楚，有益腎之功。」冬蟲夏草雖然是一種副作用很少的滋補強壯中藥，但直接用於方劑者不多。凡腎虛者最宜用蟲草配合肉類，如豬瘦肉、雞肉或鴨肉，甚至新鮮胎盤等共燉，成為補益食品，更為有益。

男性益壽養生穴位推拿養生

　　我們每個人都有兩個「長壽穴」：一個是「湧泉穴」，另一個是「足三里穴」。若常「侍候」這兩個穴位，便可以身體健康，延年益壽。

　　湧泉穴是腎經的一個重要穴位，經常按摩此穴，有增精益髓、補腎壯陽、強筋壯骨之功。中醫認為：腎是主管生長發育和生殖的重要臟器，腎精充足就能發育正常，耳聰目明，頭腦清醒，思維敏捷，頭髮烏亮，性功

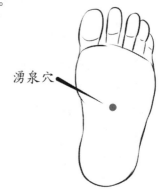

湧泉穴

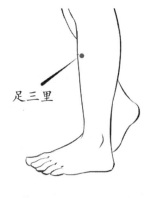

足三里

能強盛。反之，若腎虛精少，則記憶減退，腰膝酸軟，行走艱難，性能力低下，未老先衰。

湧泉穴位於足底，在足掌的前三分之一處，屈趾時凹陷處便是。具體推拿方法是：每晚睡前，盤腿而坐，用雙手按摩或屈指點壓雙側湧泉穴，力量以該穴位達到酸脹感覺為宜，每次 50 ～ 100 下。若能長年堅持，自然會增強腎臟功能。

足三里穴位於外膝眼下 10 公分，用掌心蓋住自己的膝蓋骨，五指朝下，中指盡處便是此穴。足三里穴是胃經的要穴。我們知道，胃是人體的一個「給養倉庫」，胃部的食物只有及時地消化、分解、吸收，人體的其他臟器才可以得到充足的養分，身體才能健康，精力才會充沛。所以，胃部消化情況的好壞對我們來說極為重要，而足三里穴則能擔此重任。

專家寄語

常用艾灸足三里穴，不但能補脾健胃，促使飲食儘快消化吸收，增強人體免疫功能，扶正祛邪，而且還能消除疲勞，恢復體力，使人精神煥發，青春常駐。如果能每月用艾灸此穴10次，每次20分鐘，便可以輕鬆長壽。若家中無艾，以指關節按壓足三里穴，亦可達到同等效果。

男性緊張性頭痛穴位推拿養生

　　緊張性頭痛可以誘發陽痿、早洩，中醫認為穴位按摩幫助男性消除緊張性頭痛。

準備動作

　　正坐於椅上，含胸拔背，氣息調和。

揉太陽穴

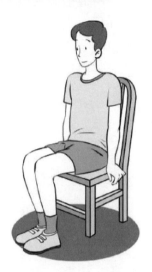

　　將雙手掌根貼於太陽穴，雙目自然閉合，做輕緩平和的揉動 30 次。此法對上述各類頭痛均有較好療效。

　　當然，這個動作也可以單手來做，做完一側再做另一側，根據個人喜好情況而定。

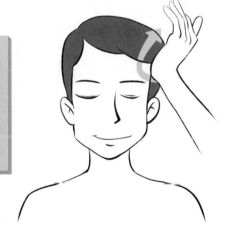

拿風池穴

用拇指與食指、中指相對捏住頸後肌肉近髮際處，手法採用一上一下、一緊一鬆按摩，以頸部感酸脹為度，次數自定，不求一律，左右手可以交替進行。本法能改善腦部血液循環，增加腦組織血液供應。

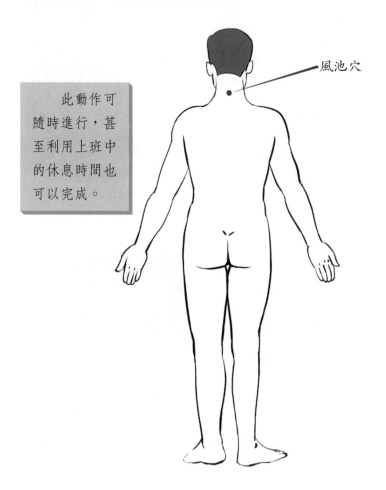

此動作可隨時進行，甚至利用上班中的休息時間也可以完成。

風池穴

浴全頭穴位

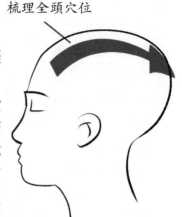

梳理全頭穴位

　　將兩手五指分開，由前髮際分別向後髮際抹動，如梳頭狀，手法輕重由個人自行掌握，一般以局部感到熱、舒適、頭皮無痛感為度，次數根據病情而定。亦可用木梳代替手指浴頭。本法可緩解頭部肌肉痙攣、改善腦部血液循環，使疼痛減輕、思維敏捷。

抹額印堂穴

　　將兩手食指屈曲，拇指按在太陽穴上，以食指內側屈曲面，由正中印堂穴（兩眉之間）沿眉毛兩側分抹，雙目自然閉合。手法以輕中有重為宜，每次做 30 遍以上，每日 2 次。本法古代稱「分陰陽」，具有清除頭暈目眩、減輕頭痛之功效。

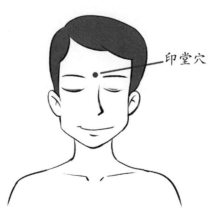

印堂穴

專家寄語

　　緊張性頭痛是偏頭痛的一種。季節交替時氣候的反覆無常、繁重的學習和工作壓力造成的精神緊張以及睡眠嚴重不足等，都可引起緊張性頭痛。預防的方法，一是注意早晚的保暖。二是飲食上要多食用酸甘養陰之物，如番茄、百合、青菜、草莓、橘子等，忌食辛辣、油膩的食物。三是要調節情緒，多到戶外進行鍛鍊，以儘量緩解、放鬆緊張情緒。中藥治療頭痛的方法很多，可請有經驗的中醫根據具體的病情程度和體質進行辨證施治，以減少頭痛發作的次數、時間和頻率，改善症狀，從而使頭痛逐漸消失。

導引養生功

全系列為彩色圖解附教學光碟

張廣德養生著作　每冊定價350元

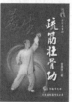
1 疏筋壯骨功＋VCD
定價350元

2 導引保健功＋VCD
定價350元

3 頤身九段錦＋VCD
定價350元

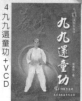
4 九九還童功＋VCD
定價350元

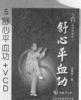
5 舒心平血功＋VCD
定價350元

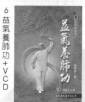
6 益氣養肺功＋VCD
定價350元

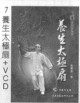
7 養生太極扇＋VCD
定價350元

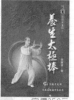
8 養生太極棒＋VCD
定價350元

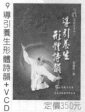
9 導引養生形體詩韻＋VCD
定價350元

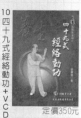
10 四十九式經絡動功＋VCD
定價350元

輕鬆學武術

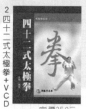
1 二十四式太極拳＋VCD
定價250元

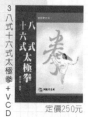
2 四十二式太極拳＋VCD
定價250元

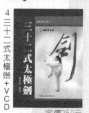
3 八式十六式太極拳＋VCD
定價250元

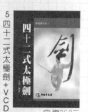
4 三十二式太極劍＋VCD
定價250元

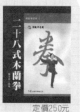
5 四十二式太極劍＋VCD
定價250元

6 二十八式木蘭拳＋VCD
定價250元

7 三十八式木蘭扇＋VCD
定價250元

8 四十八式太極劍＋VCD
定價250元

太極跤

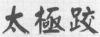

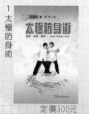
1 太極防身術
定價300元

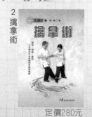
2 擒拿術
定價280元

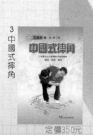
3 中國式摔角
定價350元

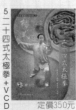
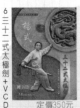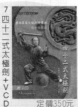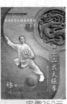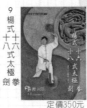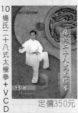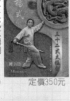
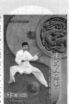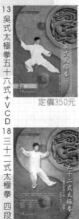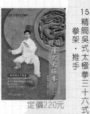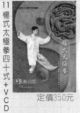
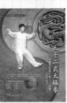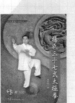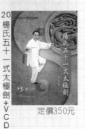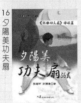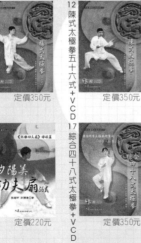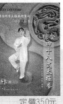
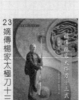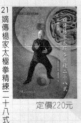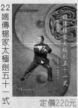

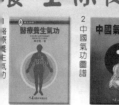
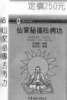
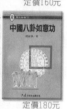

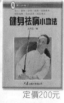

太極武術教學光碟

太極功夫扇
五十二式太極扇
演示：李德印 等
(2VCD)中國

夕陽美太極功夫扇
五十六式太極扇
演示：李德印 等
(2VCD)中國

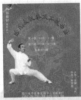

陳氏太極拳及其技擊法
演示：馬虹(10VCD)中國
陳氏太極拳勁道釋秘
拆拳講勁
演示：馬虹(8DVD)中國
推手技巧及功力訓練
演示：馬虹(4VCD)中國

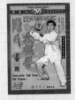
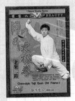
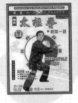

陳氏太極拳新架一路
演示：陳正雷(1DVD)中國
陳氏太極拳新架二路
演示：陳正雷(1DVD)中國
陳氏太極拳老架一路
演示：陳正雷(1DVD)中國

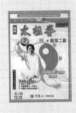
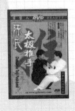
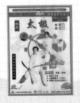

陳氏太極拳老架二路
演示：陳正雷(1DVD)中國
陳氏太極推手
演示：陳正雷(1DVD)中國
陳氏太極單刀・雙刀
演示：陳正雷(1DVD)中國

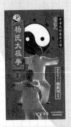

楊氏太極拳
演示：楊振鐸
(6VCD)中國

本公司還有其他武術光碟
歡迎來電詢問或至網站查詢
電話：02-28236031
網址：www.dah-jaan.com.tw

原版教學光碟

歡迎至本公司購買書籍

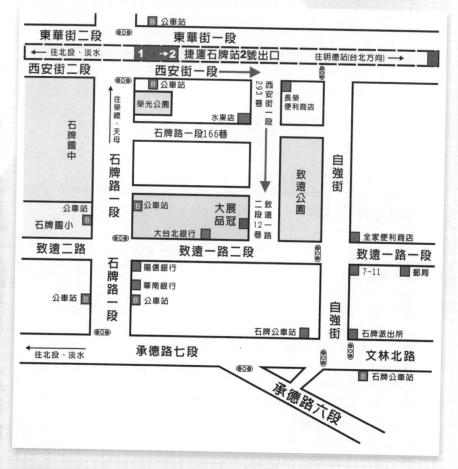

建議路線

1. 搭乘捷運‧公車

　　淡水線石牌站下車，由石牌捷運站2號出口出站(出站後靠右邊)，沿著捷運高架往台北方向走(往明德站方向)，其街名為西安街，約走100公尺(勿超過紅綠燈)，由西安街一段293巷進來(巷口有一公車站牌，站名為自強街口)，本公司位於致遠公園對面。搭公車者請於石牌站(石牌派出所)下車，走進自強街，遇致遠路口左轉，右手邊第一條巷子即為本社位置。

2. 自行開車或騎車

　　由承德路接石牌路，看到陽信銀行右轉，此條即為致遠一路二段，在遇到自強街(紅綠燈)前的巷子(致遠公園)左轉，即可看到本公司招牌。

國家圖書館出版品預行編目資料

現代男性養生／劉　青　主編
　　　——初版，——臺北市，品冠，2012〔民 1001 . 03〕
　　　面；21 公分 ——（休閒保健叢書；21）
　　　ISBN　978－957－468－863－0（平裝；）
1.中醫　2.養生　3.男性
413 . 21　　　　　　　　　　　　　　　　101000302

現代男性養生

主　　編／劉　　青

主　　審／周　　泉

責任編輯／黃　　軒

發 行 人／蔡 孟 甫

出 版 者／品冠文化出版社

社　　址／台北市北投區（石牌）致遠一路 2 段 12 巷 1 號

電　　話／（02）28233123・28236031・28236033

傳　　眞／（02）28272069

郵政劃撥／19346241

網　　址／www.dah-jaan.com.tw

E－mail／service@dah-jaan.com.tw

承 印 者／傳興印刷有限公司

裝　　訂／建鑫裝訂有限公司

排 版 者／弘益電腦排版有限公司

授 權 者／安徽科學技術出版社

初版1刷／2012 年（民 101 年）3 月

定　價／230 元

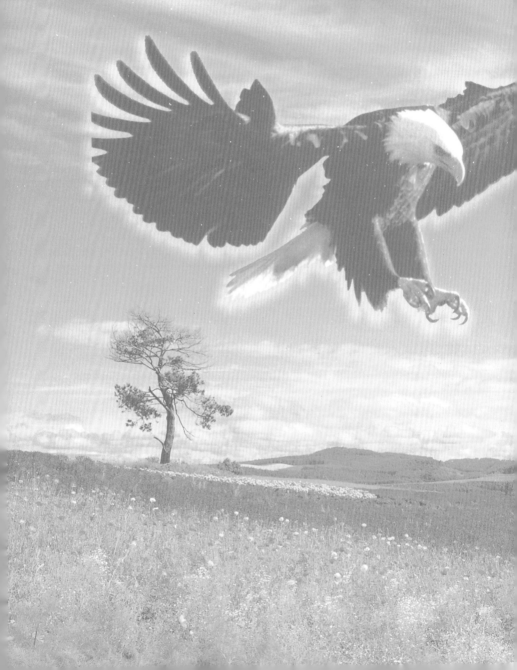

大展好書　好書大展
品嘗好書　冠群可期

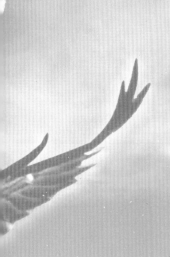

大展好書　好書大展
品嘗好書　冠群可期